O PROTOCOLO NEMECHEK™ PARA O AUTISMO E TRANSTORNOS DO DESENVOLVIMENTO

UM COMO GUIA PARA RESTAURANDO A
FUNÇÃO NEUROLÓGICA

DR. PATRICK M. NEMECHEK, D.O.

JEAN R. NEMECHEK, J.D.

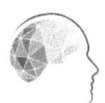

ÍNDICE

ISENÇÃO DE RESPONSABILIDADE MÉDICA

As informações e imagens presentes nesta publicação servem apenas para fins informativos, e não devem ser usadas ou assumidas para qualquer propósito diagnóstico, médico ou terapêutico.

O conteúdo não se destina à educação dos pacientes e não cria qualquer relação entre o paciente e o médico.

Recomenda-se a consulta de um profissional clínico licenciado para determinar se alguma destas abordagens terapêuticas é apropriada para si ou para a sua criança.

GLOSSÁRIO

UM BREVE GLOSSÁRIO DE TERMOS CIENTÍFICOS

- **Ácido Araquidónico** = Um ácido gordo ómega 6 que faz parte do processo inflamatório.
- **Ácido Linoleico** = Um ácido gordo ómega 6 que faz parte do processo inflamatório. Geralmente encontrado em plantas e, em maiores concentrações, numa vasta gama de óleos alimentares.
- **Ácido Oleico** = Um ácido gordo ómega 9 que é bastante abundante no azeite. O ácido oleico bloqueia os danos cerebrais que resultam do excessivo ácido gordo ómega 6 e ácido palmítico.
- **Ácido Palmítico** = Este nutriente é o ácido gordo saturado mais comum em animais, plantas e microrganismos. Quantidades excessivas na alimentação dos humanos resultam no aumento da inflamação cerebral.
- **Ácido Propiónico** = Um ácido gordo de cadeia curta produzido por bactérias no trato intestinal.
- **Ácidos Gordos Ómega 3** = Estes nutrientes são ácidos gordos insaturados que são importantes para o metabolismo normal. São classificados como um nutriente essencial porque os humanos não conseguem sintetizar ácidos gordos ómega 3 e devem ingeri-los através da alimentação para se manterem saudáveis.
- **Ácidos Gordos Ómega 6** = Estes nutrientes fazem parte da

família dos ácidos gordos pró-inflamatórios e anti-inflamatórios polinsaturados. Encontram-se geralmente em plantas e são classificados como nutrientes essenciais.

• **Ácidos Gordos Ómega 9** = Estes ácidos gordos insaturados não são nutrientes essenciais. O ácido oleico, presente no azeite, é um exemplo de um ácido gordo ómega 9.

• **ALA, Ácido Alfa Linolénico** = Um ácido gordo ómega 3 geralmente suplementado na forma de frutos secos, linhaça ou chia.

• **Atraso do Desenvolvimento** = O atraso da taxa normal de maturação emocional e neurológica de uma criança. Geralmente é o resultado de elevada inflamação, deficiências nutricionais e um processo de "poda" sináptica irregular.

• **AVE** = Azeite Virgem Extra. O AVE é o azeite de maior qualidade e de aroma privilegiado. Contém ácido oleico, um ácido gordo ómega 9.

• **Citocinas, Anti-inflamatórias** = Substâncias químicas libertadas pelos leucócitos, que reduzem a resposta inflamatória.

• **Citocinas, Pro-inflamatórias** = Substâncias químicas libertadas pelos leucócitos, que aumentam a resposta inflamatória.

• **Concussão** = Uma lesão cerebral que resulta em sintomas persistentes por vários dias. Também designada como uma forma de Traumatismo Crânioencefálico Ligeiro.

• **Desenvolvimento Interrompido** = A interrupção completa da maturação neurológica e emocional de uma criança. Geralmente é o resultado da inflamação excessiva, deficiências nutricionais e poda neuronal imprópria.

• **DHA** = Ácido Docosa-Hexaenoico (DHA) é um ácido gordo ómega 3 e o principal componente estrutural do cérebro, córtex cerebral, pele e retina. As fontes dietéticas de DHA incluem o peixe selvagem, o óleo de peixe e a carne alimentada de forma natural (ex. carne de pasto).

• **Disbiose** = Refere uma perturbação geral do equilíbrio microbiano normal do trato intestinal. A disbiose pode referir-se a qualquer segmento do trato intestinal (boca, intestino delgado ou cólon) e, apesar de geralmente implicar bactérias, também pode referir protozoários, fungos ou arqueobactérias.

• **Encefalopatia Tóxica** = A condição clínica de uma criança cujo cérebro foi basicamente drogado com um excesso de ácido propiónico.

• **Enzimas Digestivas** = Suplementos geralmente indicados para melhorar os sintomas digestivos e intestinais.

• **EPA** = Ácido Eicosapentaenoico (EPA) é um ácido gordo ómega 3. As fontes dietéticas incluem o peixe selvagem, o óleo de peixe e a carne de animais alimentados à base de ervas (ex. carne de pastoreio).

• **Estimulação do Nervo Vago, ENV** = Um tratamento médico que envolve a aplicação de impulsos elétricos no nervo vago do sistema nervoso autónomo. Em termos terapêuticos, a ENV reduz a inflamação no cérebro e no corpo e é capaz de promover a neuroplasticidade.

• **Fenótipo** = O fenótipo corresponde à característica visível do comportamento de um animal, célula ou planta. (O genótipo é a característica potencial codificada no ADN do organismo).

• **Inflamação** = Uma resposta normal do sistema imunitário para controlar infeções ou reparar tecidos danificados. A inflamação excessiva pode prejudicar o organismo.

• **Inulina** = Uma fibra pré-biótica que é digerida preferencial-mente pelo tipo de bactérias que geralmente habita no intestino delgado.

• **Leucócitos** = Células do sistema imunitário, também conhe-cidas como glóbulos brancos.

• **Micróglia, Alterada** = A micróglia transformada permanente-mente em micróglia-M1 e que previne a reparação total de danos cerebrais. Uma fonte de citocinas inflamatórias no cérebro.

• **Micróglia, M0** = Uma forma especializada de leucócitos que vive no cérebro. Geralmente são conhecidos como a micróglia de vigi-lância ou de "poda".

• **Micróglia, M1** – Uma forma especializada de leucócitos que vive no cérebro. Promove a inflamação e faz parte do processo de reparação saudável, mas pode causar danos se for ativada.

• **Micróglia, M2** - Uma forma especializada de leucócitos que vive no cérebro. Inibe a inflamação e faz parte do processo saudável de reparação.

• **Nervo Vago** = O 10º nervo cranial do corpo humano, que transporta os sinais da divisão parassimpática do sistema nervoso autónomo.

• **Neurónio** = Uma célula nervosa que transporta ou armazena informação neurológica.

• **Neuroplasticidade** = O processo através do qual o cérebro desenvolve novos circuitos neuronais para desempenhar determinadas tarefas.

• **Pré-bióticos** = Um tipo de fibra que promove o crescimento ou atividade de microrganismos benéficos (ex. bactérias e fungos). O exemplo mais comum está no trato gastrointestinal, onde a digestão de fibras pré-bióticas pode alterar a composição dos organismos no microbioma intestinal.

• **Probióticos** = Organismos bacterianos que são ingeridos ou adicionados aos alimentos e que são potencialmente benéficos para a saúde.

• **Protocolo Nemechek**™ = Um programa terapêutico médico criado pelo Dr. Patrick M. Nemechek, D.O., que abrange métodos para prevenir, reduzir ou reverter danos autonómicos agudos e/ou crónicos através da supressão das citocinas pró-inflamatórias, e que é útil no tratamento de uma variedade de doenças e condições (Patente Pendente).

• **RifaGut**™ = Uma das marcas comerciais da rifaximina.

• **Rifaximina** = O termo genérico para os antibióticos não absorvíveis vendidos sob as marcas comerciais XifaxanTM, RifaGutTM, RifaximinaTM e SIBOFixTM..

• **SCBID** = Supercrescimento Bacteriano do Intestino Delgado. Uma forma específica de supercrescimento bacteriano, diagnosticada por um teste do hidrogénio ou metano expirado ou uma quantificação anormal do aspirado do intestino delgado.

• **SIBOFix**™ = Uma das marcas comerciais de rifaximina.

• **Sinapse** = Uma porção de um neurónio (ou célula nervosa) que permite a passagem de sinais elétricos ou químicos para outro neurónio.

• **Sistema Nervoso Autónomo** = Uma grande porção do sistema nervoso que regula a pressão arterial, coordena todos os órgãos (coração, intestinos, bexiga, etc.), controla a inflamação e regula a produção hormonal.

• **Supercrescimento Bacteriano** = Termo geralmente usado para descrever um crescimento excessivo de bactérias num segmento do trato intestinal (traduzido do original em inglês, *Small intestinal bacterial overgrowth*). Menos específico do que o termo Síndrome do Supercrescimento Bacteriano, que implica um teste do hidrogénio ou metano expirado positivo, ou um estudo quantitativo anormal do aspirado do intestino delgado.

• **Supercrescimento Bacteriano Intestinal** = Termos geralmente usado para designar a presença excessiva de bactérias no intestino delgado. Estas bactérias têm origem no cólon (intestino grosso) e migram de forma anormal para o intestino delgado.

• **TCEC** = Trauma Crânioencefálico Cumulativo. O termo que representa os danos acumulados que resultam de várias lesões físicas, inflamatórias ou metabólicas indevidamente tratadas.

• **TCEG** = Um Traumatismo Crânioencefálico Grave. Uma lesão cerebral que resulta na deterioração celular e que geralmente está associada a hemorragia intracranial.

• **TCEl** = Um traumatismo crânioencefálico leve. Uma lesão cerebral relativamente ligeira, comumente designada por concussão.

• **Trauma Crânioencefálico Cumulativo** = O termo que representa os danos acumulados que resultam de várias lesões físicas, inflamatórias ou metabólicas indevidamente tratadas.

• **Traumatismo Crânioencefálico, TCE** = Termo que designa uma lesão física da cabeça que resulta em sintomas que duram mais de 24 horas. Consultar TCEl e TCEG.

• **Xifaxan**^{TM} = O nome comercial de uma fórmula de rifaximina de libertação progressiva comercializada nos Estados Unidos da América.

INTRODUÇÃO

"Eu posso explicar a causa subjacente da maior parte das doenças em apenas 11 palavras: As falhas no nosso cérebro provocam as falhas no nosso corpo."

— Dr. Patrick M. Nemechek, D.O.

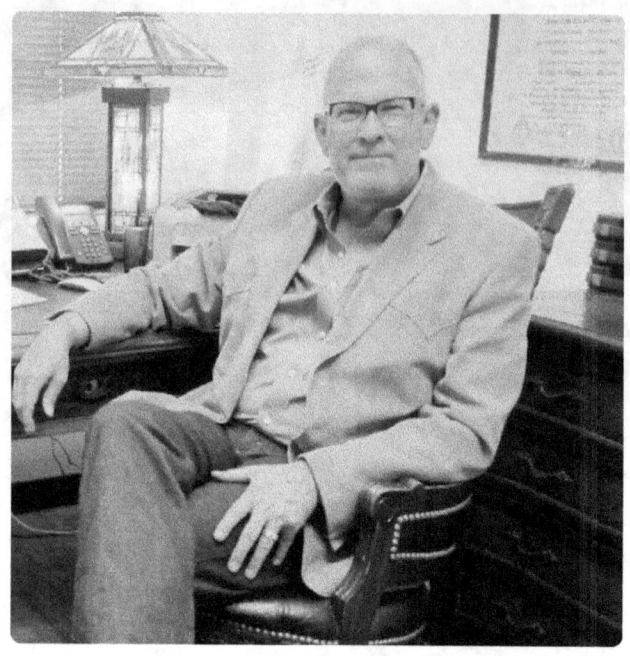

O Dr. Patrick M. Nemechek, D.O., nasceu em Tucson, no estado norte-americano do Arizona. Licenciou-se com um bacharelato em Microbiologia na Universidade de San Diego (1982) e doutorou-se em Medicina Osteopática na Universidade de Ciências Médicas (University of Health Sciences), Kansas City, Missouri (1987).

O Dr. Nemechek completou a sua formação em medicina interna na Faculdade de Medicina da Universidade da Califórnia em Los Angeles (UCLA, School of Medicine) (1990), onde teve a notável honra de ser nomeado Chefe do Internato Médico e, mais tarde, Docente Clínico do Departamento de Medicina da UCLA.

O mentor do Dr. Nemechek na UCLA, sobrinho de Albert Einstein, motivou-o a aprofundar a área complexa da Medicina do HIV, um mistério clínico da altura, no qual o Dr. Nemechek teria a liberdade desafiante de salvar as vidas das pessoas.

Na UCLA, o Dr. Nemechek foi reconhecido com o prémio *Robert S. Mosser Award for Excellence in Internal Medicine* pelo seu extraordinário desempenho académico e papel fundamental no estabelecimento da primeira clínica de HIV da UCLA no Centro Médico Kern (Kern Medical Center), Bakersfield, California.

Em 1994, o Dr. Nemechek mudou-se para Kansas City, Missouri, onde inaugurou um centro de pesquisa e tratamento para o HIV, denominado *Nemechek Health Renewal*.

Foi nessa altura que o Dr. Nemechek começou a trabalhar como um "médico-cientista" formado em medicina interna, entrando na área do HIV quando não existiam testes diagnósticos, tratamentos ou respostas.

As primeiras décadas transformaram o Dr. Nemechek num pioneiro, que acompanhou as investigações mais recentes, abordou os problemas ao nível celular e metabólico e se tornou num dos primeiros médicos a descobrir formas de tratamento para a caquexia e outros problemas complexos relacionados ao HIV.

A abordagem inovadora do Dr. Nemechek para as complexidades da doença do HIV rendeu-lhe distinções, como ser nomeado um "Local de Excelência Clínica" pela *Bristol Myers Squibb Company & KPMG Peat Marwick*, sendo nomeado um dos melhores especialistas em HIV nos E.U.A pela *POZ magazine* e recebendo várias distinções para o Prémio de Pequena Empresa do Ano pelo *Greater Kansas City Chamber of Commerce*.

Nos seus 20 anos no Centro-Oeste, o Dr. Nemechek foi autor ou coautor de 72 publicações ou resumos científicos, participou em 41 estudos clínicos e, em 1999, tornou-se investigador-fundador da *HIV Research Network*, um consórcio entre 18 universidades e instituições para o tratamento do HIV, fundado pelo Departamento de Saúde e Serviços Humanos dos Estados Unidos (U.S. Department of Health and Human Services).

Participou em vários conselhos consultivos, editoriais e profissionais, bem como na fundação de duas organizações não lucrativas para a defesa da saúde no HIV, a *Bakersfield Aids Foundation* e a *Fight Back KC*.

Em 2004, muitos dos pacientes com HIV do Dr. Nemechek estavam estáveis e levavam vidas normais, mas, estranhamente, começavam a sofrer de eventos cardíacos repentinos, causados por Neuropatia Autónoma Cardiovascular.

O Dr. Nemechek focou-se em aprender mais sobre o fenómeno letal e, em 2006, adquiriu uma nova tecnologia denominada análise espectral, que lhe permitiu sintonizar-se com o sinal de comunicação entre o coração e o cérebro, quantificando o equilíbrio e tónus dos dois ramos do sistema nervoso autónomo.

O Dr. Nemechek realizou formação adicional em avaliação e análise do sistema autónomo na Universidade De Lisboa, em Lisboa, Portugal, uma das principais instituições de investigação do sistema autónomo no mundo.

Até agora, o Dr. Nemechek já interpretou e analisou milhares de padrões autónomos nocivos. Quanto mais aprendeu sobre a Medicina Autónoma, mais se apercebeu que as falhas no cérebro desencadeiam as falhas no corpo.

Com a sua vasta experiência em investigação e especialidade em metabolismo, imunologia e no sistema nervoso autónomo, o Dr. Nemechek regressou em 2010 ao seu estado natal do Arizona com a sua esposa Jean e abriu uma clínica de Medicina Interna e Autónoma, a *Nemechek Consultative Medicine*.

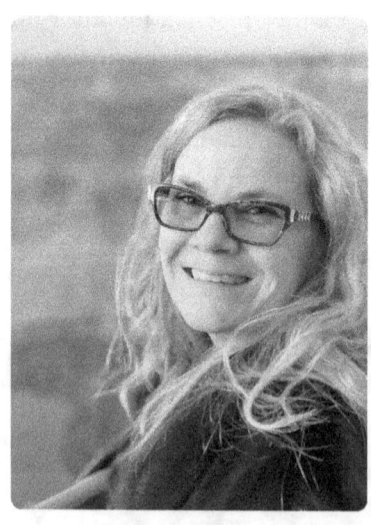

Jean Nemechek é excecionalmente qualificada para gerir o negócio e coautora do Dr. Nemechek, tendo-se licenciado com um bacharelato em Comunicações e um bacharelato em Jornalismo, na Universidade do Kansas (1988, 1989) e um bacharelato em Direito na Faculdade de Direito de Washburn (Washburn School of Law) (1993).

Depois de voltar para o Arizona, o Dr. Nemechek voltou a

tratar crianças e adultos de todas as idades. Ficou chocado ao aperceber-se da evolução do estado doentio da população geral em poucas décadas. Parecia que o *continuum* patológico tinha evoluído o equivalente a 40 anos, e as doenças que antes afetavam apenas os idosos surgiam agora em adultos jovens e de meia-idade.

O Dr. Nemechek lembrava-se de quando era um estudante de medicina e o seu professor o chamou para uma sala de examinação para consultar um paciente diabético nos seus 50 anos da idade. Naqueles dias, era incomum ver alguém "tão jovem" com diabetes do tipo II. Tragicamente, hoje esta doença é muito comum na meia-idade, tendo nós nos tornado coletivamente doentes a um passo acelerado.

O Dr. Nemechek apercebeu-se que muitos dos seus pacientes sofriam das fases iniciais da doença e disfunção autónoma (azia, cefaleias, fadiga), supercrescimento bacteriano do intestino delgado – SBID (desconforto intestinal, intolerâncias alimentares), e que as crianças estavam cada vez mais a experimentar os sintomas da disfunção autónoma e do SBID (ansiedade, PHDA, autismo e problemas digestivos e intestinais).

E foi aí que o Dr. Nemechek começou, mais uma vez, a fazer história. Ele sabia que tinha de transformar a prática da medicina moderna de volta aos objetivos da cura do paciente e da reversão da doença. O Dr. Nemechek começou a abordar os seus pacientes regulares com a mesma abordagem investigadora que utilizava com o HIV, indo além dos rótulos patológicos, de forma a compreender e resolver os problemas subjacentes.

O Dr. Nemechek começou a usar todas as ferramentas médicas e científicas disponíveis para induzir a autorreparação do sistema e órgãos nervosos, normalizando os mecanismos de controlo da inflamação, induzindo a produção de células-tronco e reativando mecanismos restaurativos inatos.

A partir de 2010, o Dr. Nemechek embarcou numa jornada extraordinária, que envolveu a alteração e melhoria das bactérias intestinais e a redução das citocinas pró-inflamatórias no sistema nervoso central, tendo testemunhado recuperações sem precedentes nos cinco estágios da disfunção autónoma, sem medicação a longo prazo. Isto é algo inédito nos nossos tempos.

À medida que os anos passaram, o Dr. Nemechek começou a trabalhar com vários atletas, cujos sintomas cerebrais foram resolvidos (Autonomic Advantage™ Brain Injury Recovery Program), submeteu opiniões especializadas em Medicina Autónoma no Tribunal de Reclamações Federais dos Estados Unidos (United States Court of Federal Claims) e começou a incorporar a medicina bioelétrica - nomeadamente a eletro-modulação do nervo Vago - nos seus pacientes.

O Dr. Nemechek descobriu que a chave para o tratamento e reversão de muitas das doenças comuns que afetam as pessoas nos dias de hoje está na reversão da disfunção do sistema nervoso autónomo, em combinação com a renovação da produção de células-tronco e da neurogénese, através da redução da inflamação metabólica.

Graças ao seu trabalho e experiência, o Dr. Nemechek criou um programa eficaz para prevenir, reduzir ou reverter os danos no sistema nervoso autónomo, através de uma combinação de suplementos naturais neuro-químicos, medicamentos a curto prazo, restrições alimentares e neuro-modulação do nervo Vago.

A abordagem terapêutica do Dr. Nemechek é extremamente eficaz na recuperação da função autónoma de uma variedade de condições neuro-inflamatórias, incluindo traumatismo crânioencefálico, concussões, encefalopatia traumática crónica (ETC), síndrome pós-concussional (SPC), doença de Alzheimer, doença de Parkinson, tremor essencial, perturbação de stress pós-traumático (PSPT), depressão crónica, epilepsia resistente a tratamento, autismo, atraso do desenvolvimento, síndrome de Asperger e distúrbios sensoriais e motores.

Em 2016, o Dr. Nemechek preencheu a candidatura para uma

patente que protege a sua fórmula pioneira conhecida por "Protocolo Nemechek™" ou Protocolo Nemechek para a Recuperação Autónoma (Patente Pendente).

Em resposta à sua experiência única em condições autónomas clínicas e ao desenvolvimento do Protocolo Nemechek™ para a Recuperação Autónoma (Patente Pendente), a prática foi renomeada (nome comercial) para *Nemechek Autonomic Medicine* em 2017.

Este livro explica as principais ferramentas usadas pelo Dr. Nemechek no seu trabalho com pacientes com autismo e atraso do desenvolvimento, recorrendo a certas partes do Protocolo Nemechek™. A sua abordagem é agora comumente referida como o "Protocolo Nemechek™ para o Autismo", e espalhou-se pelo mundo.

PREPARANDO O TERRENO PARA O AUTISMO

SUPERCRESCIMENTO BACTERIANO, MICRÓGLIA ALTERADA E INFLAMAÇÃO

Existem cada vez mais evidências científicas que comprovam que o desequilíbrio das bactérias intestinais, em conjunto com a inflamação excessiva no cérebro, é responsável pelas características associadas ao autismo, bem como pela perturbação de hiperatividade com défice de atenção (PHDA), transtornos do humor e atrasos do desenvolvimento nas crianças.

DESENVOLVIMENTO CEREBRAL NORMAL

O Protocolo Nemechek™ pode beneficiar estes problemas pediátricos, visto que têm origens semelhantes, nomeadamente um supercrescimento das bactérias intestinais e múltiplos mecanismos que promovem a inflamação.

O normal desenvolvimento do cérebro requer um ambiente saudável para que o cérebro se desenvolva rápido e na totalidade. Uma criança nasce com aproximadamente 100 mil milhões de neurónios e, por volta dos 18 anos, o número desce para 50 mil milhões de neurónios.

A incapacidade de reduzir o número de neurónios com a rapidez suficiente pode resultar em problemas de desenvolvimento. Se a

falha for moderada e os neurónios não forem reduzidos rápido o suficiente, geralmente referimo-nos a um atraso do desenvolvimento.

Se o processo de "poda" neuronal foi gravemente retardado ou
completamente interrompido, a criança pode ser classificada como
tendo um atraso mental.

A principal causa da alteração da função de poda neuronal está
no funcionamento inadequado dos leucócitos especializados do
sistema nervoso central, conhecidos como micróglia.

A micróglia é designada como o 'jardineiro mestre', visto que o
seu principal papel é tratar dos neurónios que se ramificam
pelo cérebro, com ramos de plantas que se ramificam num jardim.

A micróglia cuida dos ramos neuronais através da sua desbas-
tação (poda) ou proteção e reparação.

Acredita-se que o desenvolvimento e distribuição dos neurónios
são aleatórios, à medida que o cérebro da criança descobre uma
conexão entre os movimentos corporais e a função corporal.

O processo de desenvolvimento envolve a formação de vias, que
permitem que a criança acompanhe o seu rosto com os olhos ou role
no berço. Estes comportamentos só ocorrem quando o cérebro da
criança encontra os neurónios que conectam o pensamento (seguir o
rosto da mãe) à ação (mover os meus olhos e cabeça).

A micróglia sente que estas vias neuronais são importantes e
começa a nutri-las e protege-las. Se outros neurónios não
forem usados de forma significativa, eventualmente serão podados.

O processo de poda dos neurónios excessivos é necessário para a
sobrevivência do cérebro. Os neurónios consumem bastante energia.
Gastar energia em vias neuronais pouco importantes para a sobrevivência não é eficaz.

No nascimento, o cérebro consome cerca de 85% do oxigénio e
calorias, sendo "desbastado" para uma massa que, aos 18 anos de

idade, tem um consumo de 20%. Do ponto de vista evolutivo, a percentagem é mais exequível.

O processo de poda neuronal mantém-se ao longo da infância, à medida que a criança aprende a gatinhar, levantar-se, falar, andar, correr, ler, calcular e transformar-se em jovem adulto.

A micróglia poda e mantém a sequência normal de maturação, mas também repara as lesões cerebrais resultantes de traumas físicos (concussão e lesões de sub-concussão), emocionais (*bullying*, fobias) e inflamatórios (cirurgias, fraturas, vacinas).

Infelizmente, a função da micróglia pode ser alterada pelo vazamento dos lipopolissacarídeos (LPS), um fragmento da membrana celular bacteriana que invade o fluxo sanguíneo na sequência do supercrescimento bacteriano do intestino delgado.

A micróglia alterada pelos LPS é designada por "micróglia alterada".

A MICRÓGLIA E O DESENVOLVIMENTO CEREBRAL ANORMAL

No ventre, o trato intestinal da criança não contém bactérias. Só depois do nascimento é que o trato intestinal da criança é colonizado com a combinação bacteriana da mãe.

Independentemente de o nascimento ser vaginal ou por cesariana, a combinação bacteriana da criança corresponde à combinação bacteriana da mãe. Se a combinação bacteriana da mãe está um pouco desregulada, então a combinação bacteriana da criança também ficará desregulada.

Mas o problema bacteriano não é apenas uma questão entre a mãe e a criança. Ambos os pais contribuem de forma diferente.

O tipo de bactérias que irá sofrer um supercrescimento e os seus efeitos podem ser determinados pelos genes da mãe ou do pai.

É uma conjugação complexa da combinação bacteriana da mãe que pode funcionar incorretamente de acordo com as instruções genéticas do pai.

Várias pessoas, se não a maioria, têm combinações anormais de bactérias intestinais. Se as bactérias intestinais recentemente colonizadas da criança estiverem desequilibradas, o supercrescimento bacteriano (SCBID) pode ocorrer pouco tempo após o nascimento.

E dependendo da gravidade do supercrescimento bacteriano, a disfunção na poda das micróglias pode começar pouco depois do nascimento.

Noutras crianças, a combinação bacteriana pode estar ligeiramente desequilibrada e ser incapaz de acionar a disfunção do processo de poda da micróglia.

A sua combinação bacteriana pode necessitar do efeito adicional de antibióticos, antiácidos, cirurgias ou vacinas para atingir o desequilíbrio bacteriano.

UMA DESCRIÇÃO SIMPLES DO SUPERCRESCIMENTO BACTERIANO

O supercrescimento bacteriano é uma condição na qual as bactérias que apenas deveriam residir na base do cólon se replicam e migram para o intestino delgado da criança.

Esta é uma perturbação profunda do sistema bacteriano intestinal que normalmente se encontra equilibrado. As bactérias do cólon são muito diferentes das bactérias do intestino delgado.

Os dois tipos de bactérias são tão diferentes que eu explico aos meus pacientes que um tipo é como pássaros (os residentes normais do intestino delgado) e o outro tipo é como peixes (as bactérias do cólon).

A acidez dos seus ambientes respetivos e a motilidade do trato intestinal parecem ser as duas razões para que estes dois tipos de bactérias se mantenham separados.

O intestino delgado é um ambiente relativamente ácido, enquanto o cólon (intestino grosso) é muito mais alcalino.

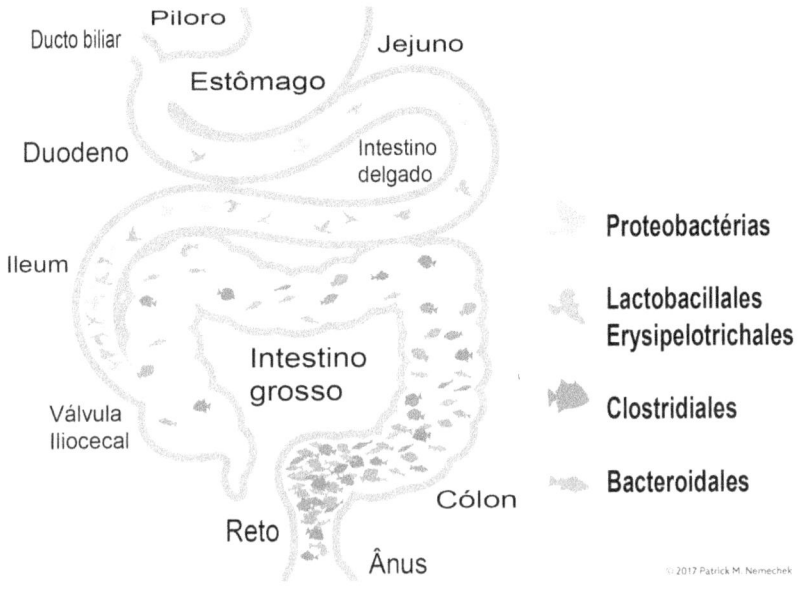

Equilíbrio Normal das Bactérias Intestinais

Além disso, existe uma grande diferença na concentração das bactérias. Para cada bactéria "pássaro" no intestino delgado superior, existem normalmente cem milhões de bactérias "peixe" na porção inferior do cólon. É uma diferença enorme.

O supercrescimento bacteriano ocorre quando as bactérias "peixe" migram para o intestino delgado e começam a viver com os "pássaros". Todos compreendemos que peixes não devem viver com pássaros.

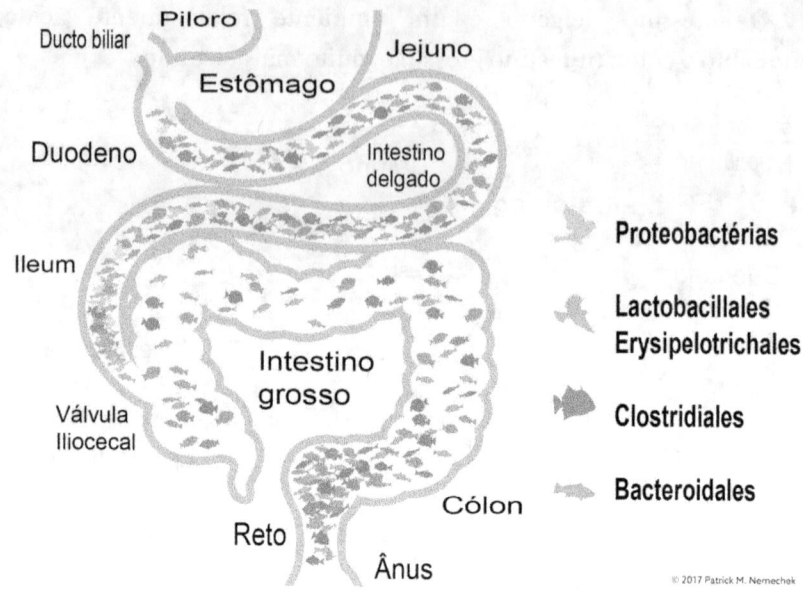

Supercrescimento Bacteriano do Intestino Delgado

Depois de migrarem para o intestino delgado, as bactérias do cólon podem promover inflamação, influenciar o comportamento celular, produzir ácido, libertar toxinas e gases, entusiasmarem-se ou reagirem a alimentos (tomates, bananas, leite, citrinos, etc.), causando perturbações cutâneas (eczema, urticária, erupções), e enviar sinais prejudiciais para a função celular, cerebral e corporal para o cérebro através do sistema nervoso autónomo.

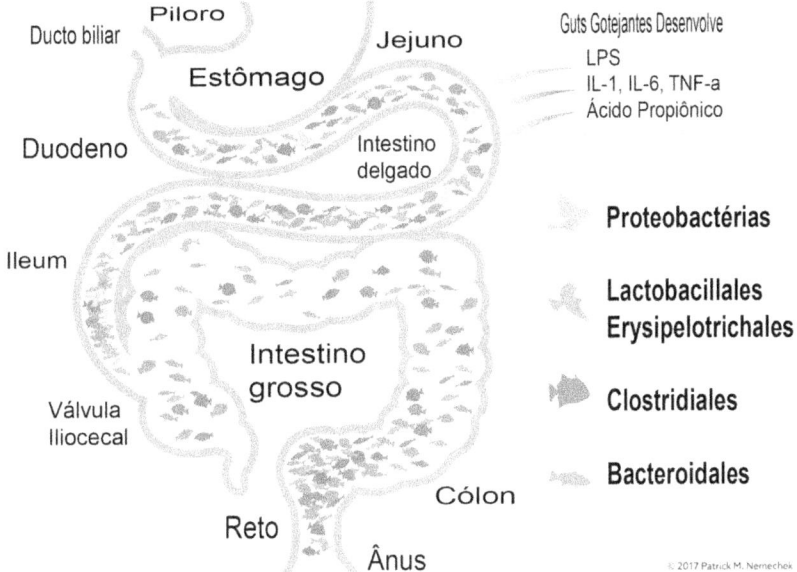

Quando o supercrescimento bacteriano ocorre, fragmentos da membrana celular das bactérias, denominados lipopolissacarídeos (LPS), invadem a corrente sanguínea e fluem até ao cérebro, onde alteram a função de leucócitos especiais conhecidos por micróglia.

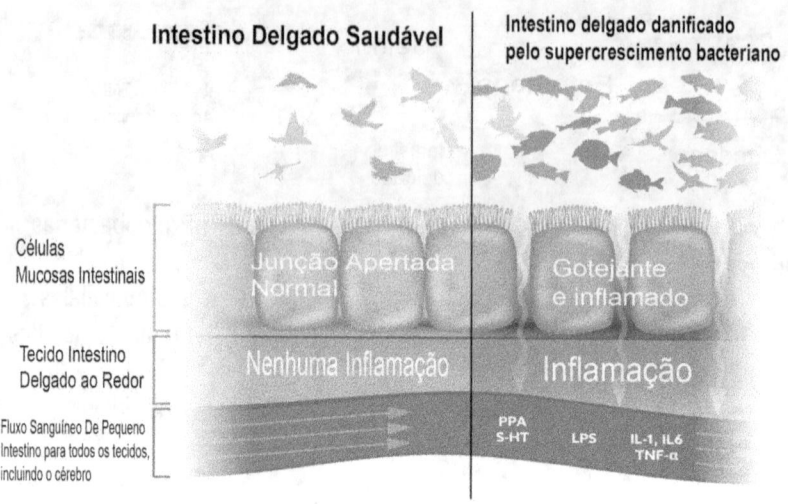

PPA: Ácido Propiónico S-HT: Serotonina LPS: Lipopolissacarídeo IL-1, IL-6, TNF-a: Citocinas Inflamatórias

© 2017 Patrick M. Nemechek

A micróglia conhecida como "micróglia alterada" transforma-se de células úteis que reparam neurónios danificados para células que previnem o desenvolvimento normal.

Quando o supercrescimento bacteriano e os LPS ocorrem no momento do nascimento, ou durante o crescimento da criança, e sempre que o vazamento dos LPS começa a sério é quando a poda neural e a disfunção do desenvolvimento cerebral começam.

Crescimento excessivo ➡ vazamento de LPS ➡ Micfoglia preparado

Além da debilitação no desenvolvimento, nas últimas décadas temos testemunhado nas crianças uma incapacidade de reparação do cérebro depois de lesões.

Refiro-me a lesões comuns da infância, quedas e impactos normais e insignificantes que todas as crianças experimentam ao gatinhar, caminhar, brincar, interagir e explorar o ambiente.

Nos eventos familiares ou em parques comunitários existe geralmente uma criança a chorar porque bateu com a cabeça enquanto brincava. É um tipo de lesão normal, do qual as crianças costumavam recuperar de forma total e automática.

A criança chorava por momentos, era confortada e acalmada, e depois ficava bem. Agora entendemos que essas lesões simples provavelmente causam lesões cerebrais ligeiras que são totalmente corrigidas através da micróglia saudável.

Infelizmente, a mesma lesão cerebral ligeira não é totalmente corrigida pela micróglia alterada presente no cérebro de uma criança que sofre de supercrescimento bacteriano.

O supercrescimento bacteriano do intestino delgado interfere com a recuperação da criança após uma queda ou impacto, porque a micróglia já não está em modo de reparação e foi transformada em micróglia prejudicial.

Resumo do Supercrescimento Bacteriano e Micróglia:

- A micróglia no estado normal é útil e ajuda no desenvolvimento normal durante a infância.
- As bactérias do cólon (peixes) migram para o intestino delgado (pássaros).
- Supercrescimento bacteriano = quando as bactérias do cólon (peixes) vivem com as bactérias do intestino delgado (pássaros).
- O supercrescimento bacteriano causa o vazamento dos LPS, que altera a função celular da "Micróglia Alterada"
- A micróglia alterada já não é útil e torna-se prejudicial.
- A micróglia alterada não realiza a poda neural nem a normal recuperação cerebral.

A MICRÓGLIA ALTERADA AMPLIA OS DANOS E LIMITA A RECUPERAÇÃO

A micróglia alterada também piora o grau dos danos causados pelas lesões e previne a reparação total do cérebro pelas células-tronco e outros mecanismos de reparação, que funcionam corretamente num cérebro saudável com micróglia normal.

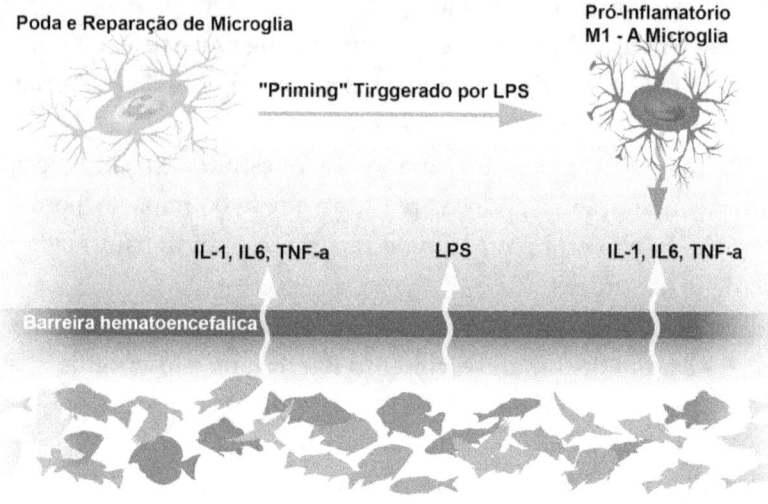

PPA: Ácido Propiônico S-HT: LPS Serotonina: Lipopolissacarídeo IL-1, IL-6, TNF-a: Citocinas Inflamatórias

© 2017 Patrick M. Nemechek

A disfunção da micróglia também pode ser responsável pela estrutura anormal da matéria branca do cérebro, que parece estar associada a distúrbios da perceção sensorial.

Um aumento dos danos e uma diminuição da recuperação são as características principais de um processo patológico denominado trauma crânioencefálico cumulativo, ou TCEC.

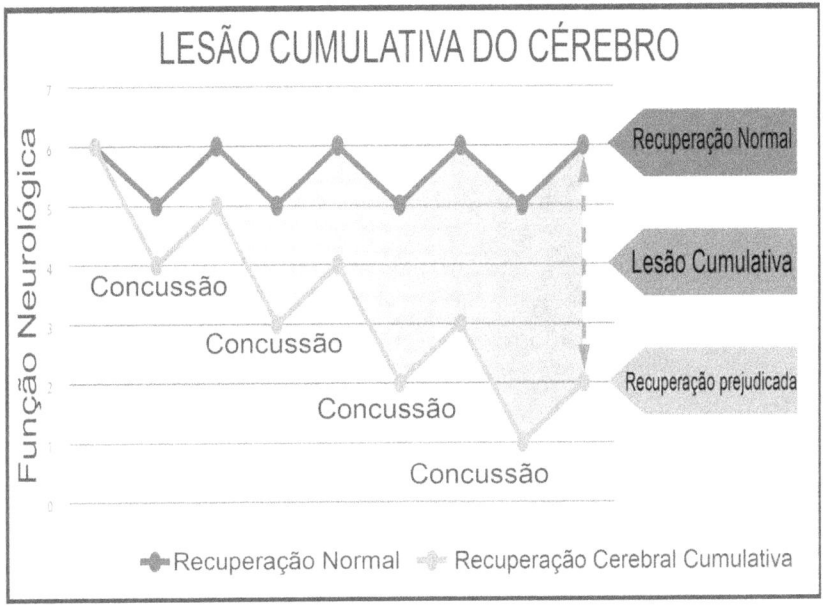

A lesão cerebral cumulativa causada pela micróglia alterada ocorre de forma epidémica na população, e é uma característica predominante que vai além dos populares problemas de jogadores de futebol americano profissional que contraem encefalopatia traumática crónica (ETC).

A lesão cerebral cumulativa resulta não só de lesões físicas, mas também de lesões emocionais e inflamatórias (cirurgia, fraturas, vacinas).

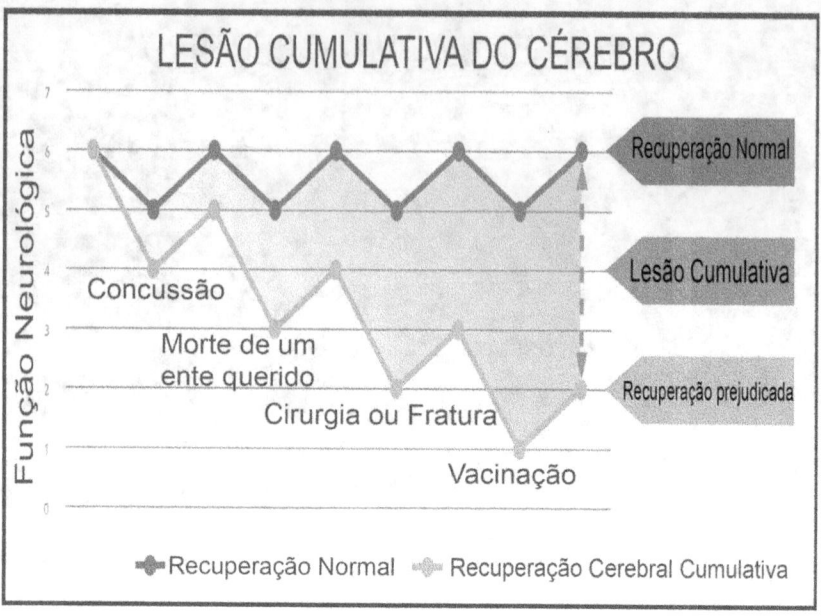

Além da micróglia alterada não podar corretamente e causar diversos graus de atraso no desenvolvimento, o efeito da lesão cerebral cumulativa causada pela micróglia alterada também permite que pequenas lesões cerebrais se acumulem com lesões cerebrais anteriores não resolvidas.

Esta lesão cumulativa resulta em condições como a perturbação de hiperatividade com défice de atenção, hiperatividade, dores de cabeça, ansiedade e depressão crónica.

Primário ➡ Atraso no Desenvolvimento + Lesão Cerebral Cumulativa

Se for mau o suficiente, o processo de supercrescimento bacteriano desencadeará atrasos no desenvolvimento, que podem ser leves ou graves. Além desse atraso no desenvolvimento, também pode haver outras condições, como PHDA, movimentos inquietos, deambulação, dores de cabeça e ansiedade decorrentes da lesão cerebral cumulativa da criança.

O aumento da inflamação no sistema nervoso central também reduz o limiar convulsivo e aumenta tanto a probabilidade como a frequência das crises. Este efeito é visto na sua forma mais benigna, as convulsões febris.

Inflamação aumentada ➡ Chance aumentada de convulsão

Uma convulsão febril é uma convulsão menor e inofensiva que dura apenas alguns minutos e ocorre quando a criança está com uma alta temperatura. É um evento "repentino" numa criança saudável.

Nesta situação, a criança desenvolve uma resposta inflamatória e febril após contrair uma infeção viral comum. Então, a inflamação reduz o limiar convulsivo, fazendo com que a criança tenha uma convulsão.

Essas crises não retornam a menos que a febre e a reação inflamatória ocorram novamente. Felizmente, as crianças crescem fora desse padrão, uma vez que seu sistema nervoso amadurece ainda mais.

O supercrescimento bacteriano, vazamento dos LPS, micróglia alterada, lesão cerebral cumulativa e aumento da inflamação abrem a porta para o autismo, sendo apenas preciso mais uma reviravolta patológica.

A característica que transforma uma criança com atraso do desenvolvimento, PHDA, dor de cabeça e ansiedade numa criança que desenvolve autismo é a produção do ácido gordo de cadeia curta chamado ácido propiónico.

2

ESCORREGAR NO AUTISMO

O EFEITO SEDATIVO DO ÁCIDO PROPIÓNICO

Existem milhares de espécies de bactérias no cólon que podem subir para o intestino delgado onde crescem de forma excessiva.

Algumas das bactérias são do género *Clostridium* e, quando ocorre o supercrescimento bacteriano, estas bactérias têm a oportunidade de se reproduzirem descontroladamente, produzindo altas quantidades de ácido propiónico.

Em determinadas quantidades, o ácido propiónico funciona como uma droga no organismo. Quando os níveis de ácido propiónico aumentam no cérebro de um animal, este começa a comportar-se de forma estranha, como se estivesse intoxicado por um medicamento.

O mesmo efeito ocorre em crianças cujos tratos intestinais estão superpovoados de bactérias produtoras de ácido propiónico. O estado de estupor resultante do ácido propiónico pode ocorrer em algumas crianças pouco tempo após o nascimento.

Outras crianças podem começar a atingir os marcos normais de desenvolvimento e, só depois de um tratamento com antibióticos, procedimento cirúrgico, antiácido forte ou uma vacina, é que as bactérias intestinais se descontrolam, resultando num pico na produção de ácido propiónico.

Quando isto acontece, os pais notam uma alteração repentina no comportamento e conduta da criança.

Uma criança que apenas tem demonstrado algumas pistas que apontam para problemas de desenvolvimento (por exemplo, não fala ou gatinha tão cedo quanto o irmão) pode, de repente, interromper a interação com o seu ambiente. Já não repara nas pessoas e pode mesmo parar de falar.

Estas crianças foram drogadas com ácido propiónico, porque algum fator externo piorou o grau de supercrescimento bacteriano e passou de uma combinação bacteriana com o potencial de produzir ácido propiónico para uma combinação que produz altas quantidades de ácido propiónico.

Basicamente, a criança está intoxicada com ácido propiónico e este estado clínico é designado por encefalopatia tóxica.

A transição para o autismo começa quando os níveis de ácido propiónico são tão elevados que saturam o cérebro da criança, resultando num estado sedativo no seu comportamento.

O *timing* deste aumento do ácido propiónico explica por que razão tantos pais relatam ter observado uma mudança clara, enquanto outros pais afirmam que a criança demonstrou características do autismo e problemas de desenvolvimento desde o nascimento.

Apesar do recém-nascido adotar a combinação bacteriana intestinal da mãe, geralmente muitos outros fatores estão envolvidos na transição da criança para o autismo.

Os fatores que influenciam a combinação bacteriana da criança podem incluir uma permanência na unidade intensiva pré-natal

(NICU), um procedimento cirúrgico para reparar um buraco no coração ou uma estenose pilórica, ou a toma de antibióticos por via IV pela mãe antes do parto, para prevenir estreptococos do grupo B (GBS) infetem a criança (uma infeção GBS pode causar aborto, nado-morto, ou perda depois do nascimento).

O pai da criança pode contribuir para o desenvolvimento de autismo da criança através dos seus genes que (1) podem induzir o supercrescimento de bactérias Clostridium produtoras de ácido propiónico, ou (2) podem favorecer micróglias mais sensíveis aos efeitos dos LPS.

Autismo = Mãe (crescimento bacteriano
produtivo propionico + genes)
+ Pai (genes)
+ Outros Eventos

A diferença entre uma criança com problemas do desenvolvimento e PHDA, e uma criança com autismo, problemas do desenvolvimento e PHDA, está na produção de grandes quantidades de ácido propiónico.

E a diferença entre ambos os exemplos e uma criança sem evidência de autismo, atraso no desenvolvimento ou qualquer efeito da lesão cerebral cumulativa (PHDA, ansiedade ou cefaleia), está na saúde da micróglia do cérebro da criança.

Microglia com Primário➡Atraso no Desenvolvimento
+ Lesão Cerebral Cumulativa
versus
Microglia Primer   ➡ Autismo
+ Ácido Propiônico   + Atraso no Desenvolvimento
+ Lesão Cerebral Cumulativa

Assim que o supercrescimento bacteriano for revertido e os níveis de ácido propiónico diminuírem, a criança é libertada da prisão tóxica e estuporosa. Chamo a este fenómeno o "período do despertar".

Durante o período do despertar, a criança pode tornar-se mais enérgica e alerta. Este despertar pode manifestar-se numa maior observância e consciência do ambiente, mais interatividade e calma.

Por outro lado, no período do despertar, algumas crianças demonstram a verdadeira extensão dos problemas do desenvolvimento, disfunções do sistema nervoso autónomo e lesões cerebrais cumulativas subjacentes.

A criança desperta pode parecer mais ansiosa, dedicada a comportamentos mais estimulantes, agir de forma agressiva ou ansiosa e dormir menos. Ao contrário do que muitos receiam, esta situação não corresponde a um agravamento do autismo. É sim uma criança que está agora totalmente desperta sem os efeitos sedativos do ácido propiónico.

Felizmente, o cérebro tem a capacidade notável de começar a podar neurónios e alcançar o progresso do desenvolvimento, bem como reparar os danos cumulativos subjacentes de lesões passadas.

Geralmente eu digo que o processo de recuperação do desenvolvimento e reparação da lesão cerebral é como ver o cabelo crescer: é um processo lento, mas contínuo.

A cada dia ocorre uma recuperação invisível, antes de reconhecer um novo comportamento ou atingir uma nova etapa.

Lembro as famílias dos meus pacientes que este é um processo de recuperação celular a longo prazo. As conquistas que temos testemunhado no Protocolo Nemechek™ são inigualáveis; estamos em território totalmente desconhecido, que já desmentiu várias teorias sobre a impossibilidade da recuperação neurológica.

No futuro, acredito que será comprovado que o supercrescimento bacteriano é responsável pela produção de várias outras encefalopatias tóxicas.

Testemunhei vários exemplos de recuperação em poucas semanas nos meus clientes, de gagueira, ansiedade grave, insónia, enxaquecas, dislexia, tiques, e soluços crónicos, após a restauração do equilíbrio intestinal.

Cada um destes distúrbios pode ser potencialmente desencadeado por um químico raro produzido por uma estirpe única de bactérias reproduzidas em excesso.

INFLAMAÇÃO E ANOMALIAS GENÉTICAS

É evidente que o autismo e outros distúrbios difusos do desenvolvimento estão a aumentar em incidência e que, em certos casos, a vasta variedade de mutações genéticas tem um impacto direto nas características destes distúrbios.

O autismo está associado a uma vasta gama de mutações genéticas que formam a base do autismo, com centenas de genes a apresentar níveis variáveis de risco.

Alguns destes genes são considerados como fatores de risco para outros distúrbios do desenvolvimento.

Apesar de alguns genes do autismo terem um significado funcional óbvio (SHANKs, NLGN1 e NRXN1, Síndrome do X Frágil, proteínas associadas ao retardo mental), muitos genes do autismo não apresentam um mecanismo claro de disfunção. A importância clínica destes genes não-associados ainda tem de ser determinada.

A o falar do impacto da genética em qualquer distúrbio que está a aumentar em frequência, deve-se procurar compreender se o gene é novo no indivíduo afetado (o que pode acontecer com a exposição à radiação ou drogas durante a gravidez) ou se o gene é pré-existente, mas dormente, no progenitor que o transmitiu.

A inflamação pode ter um papel nos genes novos e pré-existentes. Os altos níveis de citocinas pró-inflamatórias são capazes de ativar genes dormentes nas gerações precedentes.

A inflamação sistémica também pode afetar a capacidade de maturação das células-tronco e induzir a reprodução incorreta do ADN (erros de replicação), especialmente quando a criança cresce no ventre da mãe.

Em ambos os cenários, é provável que as gerações anteriores não tivessem uma alta prevalência de autismo como hoje, visto que viviam em ambientes que produziam muito menos inflamação no organismo.

A ntes do nascimento, citocinas inflamatórias capazes de causar mutações ou ativar genes existentes são produzidas no organismo da mãe, e podem influenciar o desenvolvimento ou ativação do ADN celular do feto.

As fontes de inflamação na grávida e recém-nascido incluem:

1. Micróglia Alterada do CNS (Sistema Nervoso Central) do Supercrescimento Bacteriano
2. Ingestão Deficiente de Ácidos Gordos Ómega 3
3. Ingestão Excessiva de Ácidos Gordos Ómega 6
4. Lesão do Sistema Nervoso Autónomo e Reflexo Inflamatório do Nervo Vago
5. Ingestão Excessiva de Gorduras Saturadas

6. Ingestão Excessiva de Hidratos de Carbono Saturados
7. Ingestão de Produtos Finais da Glicação Avançada (AGEs [do inglês, *Advanced Glycation End-Products*])
8. Exposição Ativa ou Passiva ao Tabaco
9. Doenças Autoimunes
10. Uso de Probióticos

Esta é uma lista abrangente das fontes de inflamação metabólica, mas os números 1-4 são os fatores mais comuns que parecem afetar a saúde dos pacientes, jovens e idosos que vejo no meu consultório.

A redução dessas fontes de inflamação em crianças e mães grávidas pode ter duas finalidades distintas em relação ao desenvolvimento do autismo.

Nas mães grávidas, uma menor inflamação sistémica permitirá que as células-tronco neuronais se desenvolvam de forma correta e completa, e, portanto, diminuiria a probabilidade de mutações genéticas serem ativadas ou criadas.

Nas crianças, uma menor inflamação sistémica permitirá que a micróglia e os mecanismos de reparação celular funcionem de forma mais normal e eficaz, promovendo assim a poda neuronal e um ritmo normal de desenvolvimento.

As reduções significativas de inflamação na criança também podem permitir que genes anormalmente ativados sejam desligados e deixem de prejudicar a criança.

3

O ESPETRO INFLAMATÓRIO-NEUROTÓXICO

Em termos históricos, quando os cientistas procuraram compreender certos comportamentos anormais, agruparam os pacientes em determinados grupos com base nos comportamentos anormais observados.

Esta abordagem não é muito diferente de tentar resolver um puzzle de 1,000 peças.

A maioria de nós tentaria organizar as peças do puzzle de acordo com determinadas características, como a cor, o padrão ou a localização da peça no puzzle.

O agrupamento ajuda-nos a compreender uma grande variedade de peças aparentemente distintas.

Um exemplo da abordagem do puzzle baseia-se na observação do comportamento emocional anormal, em termos de depressão, ansiedade, esquizofrenia, psicose e distúrbios da personalidade.

Comportamentos emocionais anormais

Ansiedade
Psicose
Depressão
Esquizofrenia
Transtornos da Personalidade

Agrupamento baseado em características observadas nos distúrbios do comportamento que afetam crianças.

DIAGNÓSTICOS DO DESENVOLVIMENTO BASEIAM-SE EM COMPORTAMENTOS OBSERVADOS

O puzzle do desenvolvimento consiste na observação de distúrbios do espetro do autismo (autismo, síndrome de Asperger, ou Transtorno Global do Desenvolvimento Sem Outra Especificação), transtornos globais do desenvolvimento (atrasos no desenvolvimento de múltiplas funções básicas), distúrbios específicos do desenvolvimento (atrasos numa área específica), e outros distúrbios do neuro-desenvolvimento, como traumatismo crânioencefálico, e distúrbios do défice de atenção (PHDA).

Espectro do Transtorno do Desenvolvimento

Transtorno do Espectro Austista
Transtorno Global do Desenvolvimento
Transtorno do Desenvolvimento Específico
Outro Transtorno do Desenvolvimento (TCE, ADD, ADHD)

Esse sistema funciona bem, no sentido em que uma ampla variedade de pesquisas mostrou que essa abordagem específica de tratamento pode ajudar um aspeto do transtorno do desenvolvimento mais do que outro.

Também serve como uma plataforma para ajudar a gerir a distribuição de recursos de apoio (terapeutas, atendimento médico, assistência escolar, etc.) com mais eficiência.

O problema é que esta abordagem organizacional observada não é útil quando se tenta entender a causa subjacente de muitos transtornos do desenvolvimento de crianças.

UM PROCESSO PATOLÓGICO COMUM EM MUITOS DISTÚRBIOS DO DESENVOLVIMENTO

Uma ampla gama de estudos está a delinear um processo no qual a combinação do funcionamento anormal da micróglia (leucócitos) e níveis elevados de citocinas pró-inflamatórias dentro do sistema nervoso central tem um papel significativo no desenvolvimento de uma ampla gama de distúrbios neurológicos em adultos e crianças.

Nos adultos, a ativação anormal da micróglia e as citocinas elevadas estão associadas a um maior risco de desenvolver doença de Alzheimer, doença de Parkinson, esclerose lateral amiotrófica (ELA), degeneração macular, epilepsia resistente ao tratamento, depressão crónica e stress pós-traumático, síndrome pós-concussional, bem como demência pugilística em atletas.

Nas crianças, o mesmo processo patológico está associado a um funcionamento anormal da arquitetura cerebral, poda neuronal e sináptica (atraso do desenvolvimento), e uma recuperação incompleta de traumas cerebrais físicos, emocionais e inflamatórios (lesão cerebral cumulativa).

Portanto, para compreender claramente de que forma uma única abordagem pode afetar positivamente tantos problemas de desenvolvimento infantis aparentemente diferentes, a abordagem deve ser vista do ponto de vista da ativação da micróglia e das citocinas pró-inflamatórias.

Refiro-me a este ponto de vista como o espetro inflamatório-neurotóxico dos distúrbios do desenvolvimento.

O ESPETRO INFLAMATÓRIO-NEUROTÓXICO DOS DISTÚRBIOS DO DESENVOLVIMENTO

Ao invés de vermos os distúrbios do desenvolvimento da perspetiva do comportamento observável da criança, uma imagem mais clara do processo patológico pode ser obtida através do processo patológico celular.

A variedade de padrões do comportamento anormal reflete a variedade de áreas cerebrais diferentes que não estão a funcionar corretamente. O conceito não difere das várias formas em que um AVC pode afetar um adulto.

Alguns adultos que sofreram AVC podem ter paralisia do braço e da perna direita, outros podem ter fraqueza no braço esquerdo e serem incapazes de falar ou de engolir, enquanto outros podem simplesmente manifestar demência sem qualquer comprometimento motor.

Cada um dos padrões de função neurológica alterada representa uma área diferente do cérebro que é afetada. O mesmo vale para crianças com transtornos do desenvolvimento.

A ampla variação das dificuldades de fala, sensorial, motora, cognitiva e emocional que uma criança pode experimentar simplesmente representa a soma de diferentes áreas do cérebro que não funcionam corretamente.

A disfunção cerebral crónica em crianças com perturbações do desenvolvimento pode ocorrer através de três processos diferentes que são:

1. Traumas cerebrais não resolvidos (lesão cerebral cumulativa),
2. Uma taxa reduzida ou processo anormal de poda neural (atraso do desenvolvimento),
3. Encefalopatia tóxica (toxidez do ácido propiónico).

Uma pequena proporção de criança também pode ser afetada por mutações genéticas.

Todos esses processos patológicos são agravados com um aumento na inflamação do sistema nervoso central e sistémico, que vem de uma variedade de fontes, mas é o supercrescimento bacteriano do trato intestinal que parece contribuir mais para essa inflamação.

O supercrescimento bacteriano também contribui para a produção de ácido propiónico que tem um efeito tóxico na função cerebral de maneira semelhante a um sedativo como o Valium® (diazepam) ou um alucinógeno como o LSD (dietilamida do ácido lisérgico).

O EFEITO CASCATA DA INFLAMAÇÃO E SUPERCRESCIMENTO BACTERIANO

O espetro inflamatório começa com um grau moderado de inflamação.

A inflamação começa por danificar a capacidade do cérebro de reparar completamente de lesões cerebrais inflamatórias, emocionais e físicas que ocorrem frequentemente na infância.

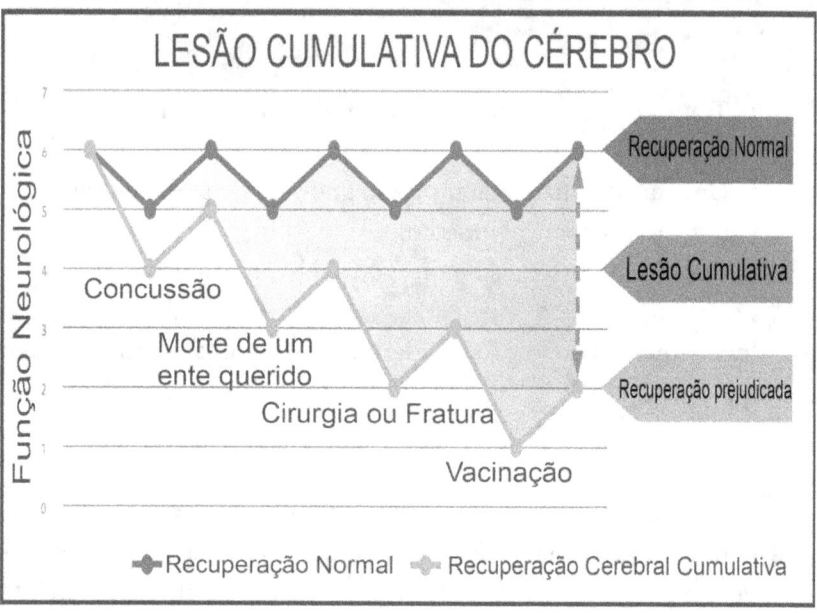

Os danos residuais acumulam-se ao longo do tempo, num processo conhecido por lesão cerebral cumulativa e pode resultar em problemas comuns de desenvolvimento, como perturbação de hiperatividade com défice de atenção (PHDA), hiperatividade, aumento da fome ou sede, depressão crónica, agressão ou ansiedade generalizada.

À medida que a inflamação aumenta ainda mais, o processo natural de poda neuronal e sináptica é afetado negativamente.

A criança começa a falhar os marcos do desenvolvimento envolvidos na fala, socialização ou brincadeira e é diagnosticada com alguma forma de atraso no desenvolvimento.

A baixa taxa de poda dos neurónios excessivos é um reflexo direto da inflamação excessiva no sistema nervoso central.

As fontes desta maré crescente de inflamação são variadas. A fonte primária na maioria das crianças vem do supercrescimento bacteriano no trato intestinal.

As deficiências de ingestão de ácidos gordos ómega 3 (peixe, óleo de peixe, nozes) combinadas com a exposição excessiva a ácidos gordos ómega 6 da dieta inflamatória (óleo de soja e outros óleos vegetais) são outros importantes fatores contribuintes.

A etapa final do espetro inflamatório é um agravamento do supercrescimento bacteriano, na medida em que a poda neuronal abrandou tanto que o desenvolvimento é interrompido em graus mais graves de lesão cerebral cumulativa.

Somado a isso, está o efeito tóxico do ácido propiónico que desencadeia os comportamentos exclusivos associados ao autismo (perda de contato visual, diminuição do envolvimento com os outros, obsessão com objetos em movimento, *stimming*, comportamentos repetitivos, etc.).

O Espectro Neurotóxico-Inlamatório

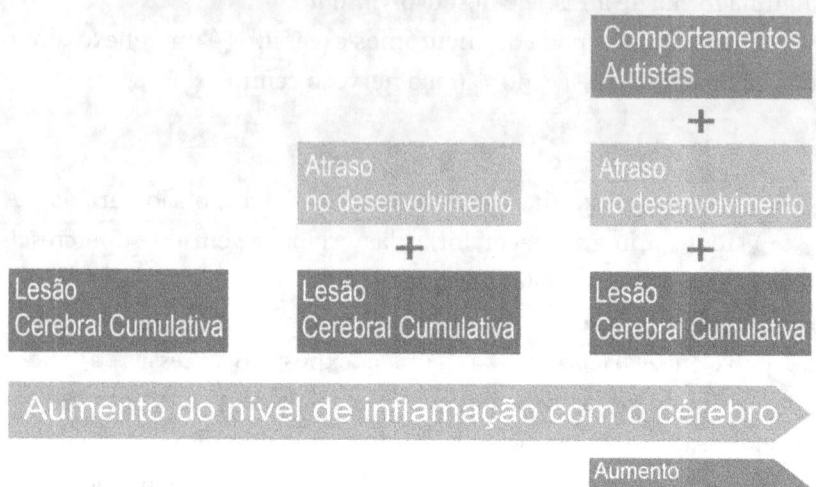

Como o gráfico acima ilustra, qualquer criança diagnosticada com um distúrbio do desenvolvimento sofre o risco de desenvolver trauma crânioencefálico cumulativo (TCEC).

O trauma crânioencefálico cumulativo pode manifestar-se como hiperatividade, mais fome ou sede, agressão, ansiedade, sensibilidade emocional excessiva ou distúrbio do défice da atenção.

E à medida que a inflamação piora e os níveis de ácido propiónico aumentam dentro do cérebro, os comportamentos do autismo começam a manifestar-se.

A poda neuronal também pode piorar e afetar uma vasta gama de regiões cerebrais, levando a um padrão de problemas do desenvolvimento mais abrangente (Transtorno Global do Desenvolvimento ou Transtorno Global do Desenvolvimento Sem Outra Especificação).

O agravamento da inflamação pode causar ou acionar mutações genéticas subjacentes que resultam em formas graves de autismo, com convulsões e desenvolvimento interrompido, e graus severos de lesões cerebrais cumulativas, levando a ansiedade extrema, agressão, dificuldade cognitiva e uma grande variedade de disfunções do sistema autónomo.

TRATAMENTO DO AUTISMO E DISTÚRBIOS DO DESENVOLVIMENTO

Observar os distúrbios do desenvolvimento da infância através da lente da inflamação e da toxicidade do ácido propiónico ajuda a explicar como um regime terapêutico tão simples como o Protocolo Nemechek™ pode afetar tantos transtornos aparentemente diferentes.

O fato é que o processo subjacente que causa uma grande proporção desses distúrbios é o mesmo. Os distúrbios da infância diferem apenas em relação à área do cérebro que está danificada e em que grau, juntamente com se a criança experimenta ou não o efeito tóxico adicional do ácido propiónico.

O meu modelo para o autismo é mais bem entendido como um modelo teórico que é baseado numa ampla variedade de pesquisas baseadas em animais e humanos.

Para ser um modelo definitivo, são necessários ensaios em grande escala, controlados com placebo em seres humanos, mas não conheço nenhuma evidência de que alguém considere conduzir um teste desse tipo, especialmente por algo tão barato e acessível quanto óleo de peixe, azeite e inulina (ou rifaximina).

Uma coisa é certa. A minha abordagem simples à inflamação e à supressão de ácido propiónico está a ter um efeito sem precedentes em muitas crianças de todo o mundo.

E isso é a prova suficiente de que este modelo está correto num grau substancial.

4

COMPREENDER O FUNCIONAMENTO DO PROTOCOLO NEMECHEK

AUTISMO = ÁCIDO PROPIÓNICO + INFLAMAÇÃO

O Protocolo Nemechek™ é benéfico em muitos distúrbios e problemas da infância que surpreendentemente partilham a mesma origem de supercrescimento das bactérias intestinais e múltiplos mecanismos que alimentam a inflamação.

Os distúrbios do desenvolvimento infantil (atraso no desenvolvimento, PHDA) e os transtornos do humor infantil (ansiedade, depressão crónica, TOC) são a consequência da inflamação cerebral excessiva causada por bactérias intestinais.

O autismo é a consequência da inflamação cerebral excessiva, além de uma encefalopatia tóxica causada pela produção excessiva de ácido propiónico pelas bactérias intestinais.

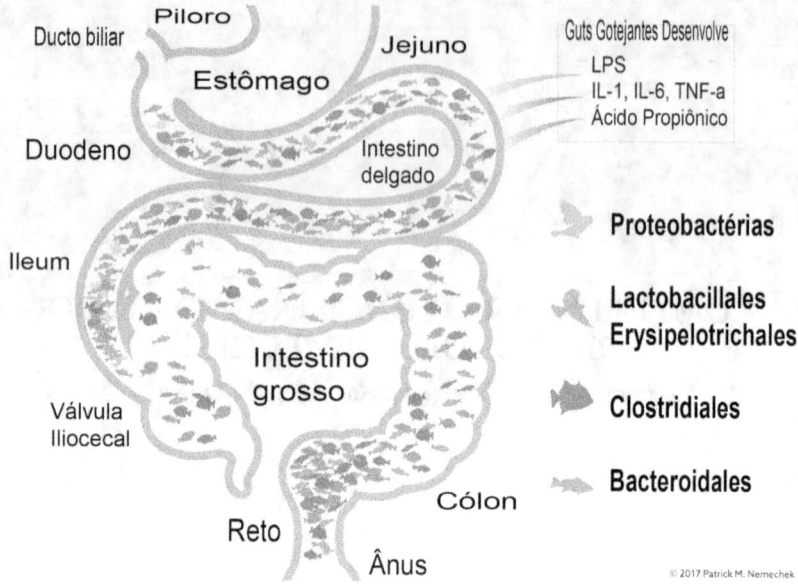

O ácido propiónico e a inflamação contribuem para as características comumente associadas ao autismo, e resultam no atraso do desenvolvimento ou desenvolvimento interrompido e trauma crânio-encefálico cumulativo (TCEC) resultantes de traumas cerebrais não resolvidos.

Autismo = ácido propiônico + inflamação

Os níveis excessivos de ácido propiónico vêm do trato intestinal e são produzidos pela presença anormal de bactérias do cólon no intestino delgado.

A inflamação é resultado dos níveis excessivos de citocinas pró-inflamatórias no cérebro. Essas citocinas são produzidas no cérebro e em todo o corpo por uma variedade de fontes. São capazes de penetrar a barreira hematoencefálica, bem como fluir livremente para o cérebro através dos órgãos para-ventriculares.

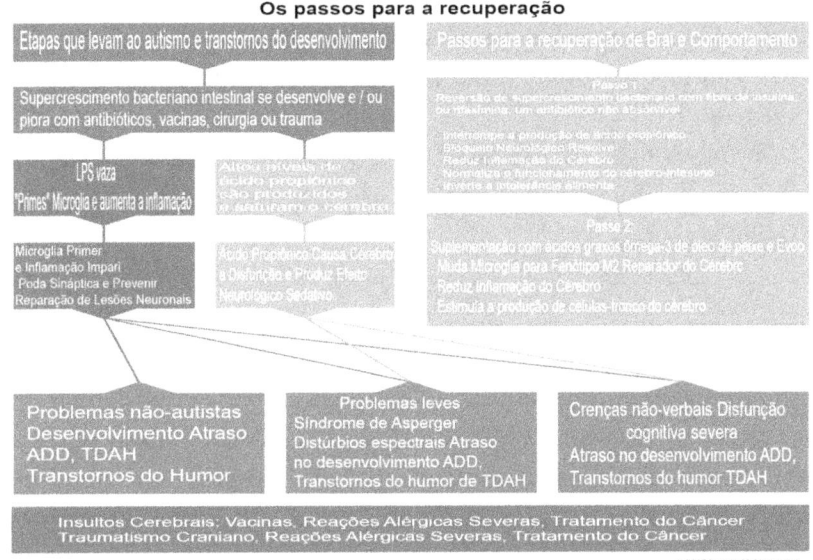

Processo em 2 Passos do Protocolo Nemechek

Por isso, o meu tratamento para as principais características do autismo envolve duas fases gerais:

1. Redução dos Níveis de Ácido Propiónico Através da Reversão do Supercrescimento Bacteriano
2. Redução da Produção de Citocinas Pró-Inflamatórias a Partir de 3 – 4 Fontes Principais

Nos meus pacientes pediátricos, parece ser necessário um esforço menor para reverter estes processos e devolver um estado de saúde ao organismo, quando comparado com adultos com os mesmos problemas clínicos.

O Protocolo Nemechek™ é um programa de recuperação cerebral a longo prazo e medido em anos. Por isso, quando digo que é necessário menos esforço em crianças do que em adultos, refiro-me não só ao período temporal, mas também a uma melhor resposta com menos medicamentos.

Na minha experiência, a maioria das crianças responde a uma receita consistente, mas simples, de fibra não-farmacêutica, nutrientes centrais baratos e uma alteração dos ácidos gordos ómega dietéticos.

Por outro lado, os adultos precisam geralmente de uma terapêutica farmacêutica de curto prazo e não respondem tão bem à fibra não-farmacêutica.

PRIMEIRA FASE GERAL

Estamos habituados a pensar que os nossos cérebros controlam todas as partes do nosso corpo. Mas a verdade é que o nosso trato intestinal pode produzir substâncias químicas e inflamatórias que afetam a função e o desenvolvimento cerebral.

Assim, a produção excessiva de ácido propiónico no trato intestinal controla o cérebro. É por isso que a primeira fase geral do Protocolo Nemechek™ se foca no reajustamento do trato intestinal dos pacientes.

A gestão da produção excessiva de ácido propiónico por parte das bactérias intestinais consegue-se pelo reajustamento das bactérias intestinais, quer pela fibra pré-biótica (não sujeita a receita médica) chamada inulina, quer por um antibiótico não-absorvível chamado rifaximina.

A ssim que a produção excessiva de ácido propiónico for reduzida, a produção de citocina pela translocação bacteriana intestinais também é reduzida.

O efeito cumulativo do tratamento reverte o efeito tóxico do ácido propiónico e a redução da inflamação ativa a poda neuronal normal e uma melhoria ou reversão do atraso do desenvolvimento, mesmo o mais persistente.

SEGUNDA FASE GERAL

A segunda fase geral envolve uma redução dos níveis de citocinas pró-inflamatórias sistémicas (de todo o corpo) que previnem o desenvolvimento ou reparação cerebral normais.

Isto envolve atacar as fontes mais comuns da produção de citocinas nestas crianças.

As quatro principais fontes de citocinas são:

1. Translocação Bacteriana ('intestino poroso') causada pelo Supercrescimento Bacteriano.
2. Micróglia-M1 Anomalamente Ativada ('alterada') no Cérebro
3. Ingestão Dietética Deficiente de Ácidos Gordos Ómega 3.
4. Ingestão Dietética Excessiva de Ácidos Gordos Ómega 6.

VISÃO GERAL DA REDUÇÃO DAS CITOCINAS INFLAMATÓRIAS:

A primeira fonte de produção de citocinas sobrepõe-se à fase um, dizendo-nos o quão importante é tratar do problema de supercrescimento intestinal em crianças.

A redução do supercrescimento bacteriano e do excesso de ácido propiónico com a fibra de inulina pré-biótica ou o uso de rifaximina (RX) também ajuda a reduzir a produção de citocinas da translocação bacteriana intestinal.

O início da cadeia dos eventos terapêuticos foca-se no trato intestinal de forma a reduzir o supercrescimento bacteriano e interromper o excesso de ácido propiónico, reduzir as citocinas e ajudar a reduzir a inflamação, o que permite que o cérebro comece a se recuperar.

Neste ponto, transferimos os nossos esforços da redução de citocinas fora do trato intestinal para a dieta e resto do corpo, em termos dos diferentes tipos de ácidos gordos ómega benéficos e prejudiciais.

Os alimentos que comemos nos dias de hoje são deficientes nos ácidos gordos ómega 3 que mantêm o nosso cérebro e sistema nervoso fortes, uma parte importante do controlo das citocinas.

Existem três componentes dos ácidos gordos ómega 3: DHA, EPA e ALA. Estes componentes ajudam ao funcionamento normal dos leucócitos e promovem a inflamação, promovendo uma produção permanente de células estaminais no organismo.

A ingestão deficiente dos três componentes dos ácidos gordos ómega 3 é saciada pela suplementação com óleo de peixe (EPA e DHA) e plantas (ALA).

Apesar de os três componentes dos ácidos gordos ómega 3 serem necessários, o componente DHA é a ferramenta mais eficaz contra a micróglia prejudicial.

A supressão da micróglia-M1 alterada é conseguida com o componente DHA dos ácidos gordos ómega 3 encontrados no óleo de peixe. Os outros componentes dos ácidos gordos ómega 3 (EPA e ALA) não penetram o cérebro nem suprimem a micróglia-M1.

A próxima fonte de produção de citocinas não está no que falta na nossa dieta, mas numa quantidade excessiva de ácidos gordos ómega 6, que foram adicionados às nossas dietas e métodos culinários e que competem com os ómega-3 e prejudicam a produção de células estaminais.

Deve ocorrer uma redução dos ácidos gordos ómega 6 dos óleos alimentares. A redução da exposição a altas concentrações de óleos alimentares também é conseguida pela eliminação de alimentos preparados ou processados que contenham esses óleos.

A questão é que a maioria dos rótulos alimentares não lista os óleos ómega 6. Eu ensino os meus pacientes a lerem a lista de ingredientes e procurarem os ingredientes ricos em ómega 6 mais comuns, que são a margarina, o óleo de soja, o óleo de soja, o óleo de grainha de uva, o óleo de cártamo, e o óleo de girassol.

À medida que os meus pacientes reduzem os ómegas 6 dos óleos alimentares, eles também devem consumir e cozinhar com ácidos gordos ómega 9, para curar e bloquear os efeitos nocivos dos ómegas 6.

Esta proteção é encontrada no ácido oleico, um ácido gordo ómega 9, encontrado no azeite virgem extra.

Se as alterações dietéticas e as altas doses de óleo de peixe não atingirem o efeito desejado, considero o uso da estimulação transcutânea do nervo Vago.

O nervo Vago é o 10º nervo craniano do corpo humano e transporta os sinais do ramo parassimpático do sistema nervoso autónomo.

A estimulação do nervoso Vago consiste numa abordagem bioelétrica segura e indolor que ajuda na redução dos níveis de citocina pró-inflamatórias do sistema nervoso central.

O PROTOCOLO NEMECHEK™ PARA O AUTISMO: UM RESUMO

O Protocolo Nemechek™ para a Recuperação Autonómica (Patente Pendente) aplica-se a vários estados patológicos em adultos e crianças.

O Protocolo Nemechek™ para o Autismo é apenas uma das partes de um programa terapêutico maior, focado na saúde cerebral e intestinal, controlo da inflamação e melhoria da função do sistema nervoso autónomo.

O Protocolo Nemechek™ para o Autismo tem quatro passos fundamentais (1 - 4), e um passo opcional 5.

Muitos dos meus pacientes sentem uma recuperação significativa graças à reversão da disfunção do sistema nervoso autónomo obtida nos passos 1 - 4.

1. Equilibrar as Bactérias Intestinais.
2. Transformar a Micróglia-M1 no Fenótipo de Micróglia M2 Anti-inflamatória.
3. Equilibrar os Ácidos Gordos Ómega 6 & Ómega 3.
4. Reduzir a Inflamação Cerebral e Sistémica dos Ácidos Linoleico, Araquidónico e Palmítico.
5. Promover a Neuroplasticidade.

Dependendo da condição e resposta do paciente, o quinto passo adicional pode ser adicionado, se necessário.

Agora que conhece um resumo das fases do reequilíbrio intestinal e controlo das citocinas, e uma introdução ao Protocolo Nemechek™, irei explicar de que forma uso estas ferramentas nos meus pacientes para ajudar a reverter as principais características do autismo.

5

PASSO 1: REEQUILIBRAR O TRATO INTESTINAL

Estima-se que a maioria de nós apresenta, até certo ponto, um supercrescimento bacteriano.

Visto que uma das principais características do autismo é a produção de ácido propiónico decorrente do supercrescimento bacteriano, controlar o supercrescimento bacteriano é o primeiro passo essencial, se não crítico, do Protocolo Nemechek™.

Algumas crianças e adultos com supercrescimento bacteriano intestinal exibem sinais e sintomas do excesso de bactérias. Os sintomas mais comuns incluem refluxo gástrico ou azia, intolerâncias alimentares, obstipação, ansiedade e eczema.

Mas não é incomum que uma criança ou adulto com um supercrescimento bacteriano não apresente qualquer sintoma intestinal específico. Cerca de 20% dos adultos com supercrescimento bacteriano intestinal não têm qualquer sintoma intestinal evidente.

Embora possam não existir sintomas intestinais nítidos, o supercrescimento bacteriano é capaz de produzir níveis tóxicos de ácido propiónico e prevenir tanto a poda neuronal como a reparação de lesões cerebrais, através da inflamação elevada e uma função anormal da micróglia.

Por estas razões, acredito que todos os meus pacientes pediátricos que apresentam algum aspeto do autismo ou problema de desenvolvimento devem abordar o desequilíbrio intestinal com uma das seguintes opções:

Método Preferencial para Equilibrar as Bactérias Intestinais em Crianças com 10 Anos de Idade ou Menos:

Suplementação Com Fibra Pré-biótica De Inulina
1/8 -1/4 colher de chá de inulina em pó, 1-2 vezes por dia.

A inulina é uma fibra pré-biótica não sujeita a receita médica, que tem origem em várias fontes vegetais naturais. A inulina proveniente do agave, raiz de Chicória e alcachofra de Jerusalém são formas possíveis de inulina. A inulina pré-biótica em pó é barata e é comercializada por vários fabricantes.

Os meus pacientes tomam 1/8 a 1/2 colher de chá de inulina em pó, uma a duas vezes por dia. A dose máxima de inulina é de 2 colheres de chá por dia, administrada em crianças mais velhas e maiores.

Além da dose de 2 colheres de chá por dia, não testemunhei qualquer melhoria adicional nos sintomas e parece que causa algum desconforto nos pacientes, com demasiado gás e inchaço.

A inulina em pó é inodora e insípida. Pode ser tomada com ou sem comida, misturada em alimentos quentes ou frios, ou adicionada a líquidos quentes ou frios.

Na minha experiência, o trato intestinal de alguns pacientes passa por alguns ajustes ligeiros uma a duas semanas depois do início da toma da inulina.

Estes ajustes podem incluir problemas intestinais, como obstipação e inchaço, mas tentem a passar com o tempo.

A inulina é a única fibra pré-biótica que eu uso nos meus pacientes. Ao longo dos anos, experimentei várias fibras pré-bióticas e probióticas, mas nenhuma reduziu o supercrescimento bacteriano de forma a permitir o início da recuperação cerebral.

A fibra pré-biótica da inulina é uma fibra vegetal, natural e segura, encontrada em vários alimentos que ingerimos todos os dias, como cebolas, alho, alcachofra, e muitos outros vegetais.

A inulina aumenta a acidez do intestino delgado, o que resulte numa diminuição no crescimento das bactérias do cólon no intestino delgado. Quando o crescimento das bactérias do colon é suprimido, a produção do ácido propiónico sofre uma redução drástica.

O ácido propiónico é um composto químico produzido de forma natural pelo nosso organismo, por isso não é algo que Podemos interromper completamente. Mas é algo que podemos reduzir significativamente, se for produzido de forma excessiva pelo supercrescimento bacteriano.

A fibra da inulina não destrói as bactérias intestinais. Funciona como um fertilizante, nutrindo as bactérias saudáveis que deveriam viver no intestino delgado. As bactérias invasoras do cólon não são nutridas pela inulina.

Um ponto muito importante que ensino aos meus pacientes é diferença entre as fibras pré-bióticas e as bactérias probióticas.

A inulina *não* é um probiótico e a inulina *não* deve ser usada com um probiótico.

Aconselho todos os meus pacientes a interromperem imediatamente o uso de todos os probióticos.

Num capítulo anterior, expliquei como as bactérias no intestino delgado são tão diferentes das bactérias que reside no cólon, de tal forma que poderíamos considerar as primeiras como pássaros (bactérias do intestino delgado) e as outras como peixes (bactérias do cólon).

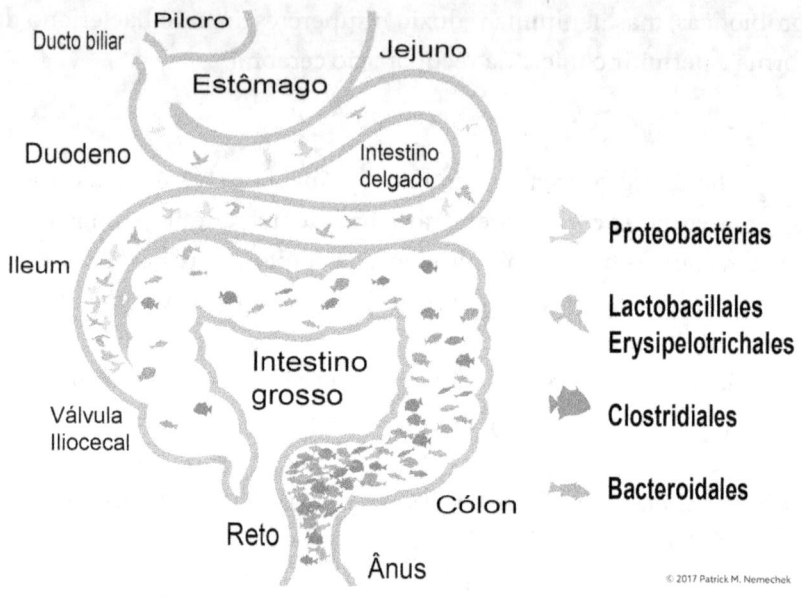

Normal Intestinal Bacterial Balance

O supercrescimento bacteriano ocorre quando os seus peixes vivem com os seus pássaros, e a sua migração e replicação cria aproximadamente 10,000 a 100,000 vezes o número normal de bactérias no intestino delgado.

O número excessivo de bactérias ultrapassa a barreira protetora do intestino delgado e resulta na translocação bacteriana, conhecida por "intestino permeável".

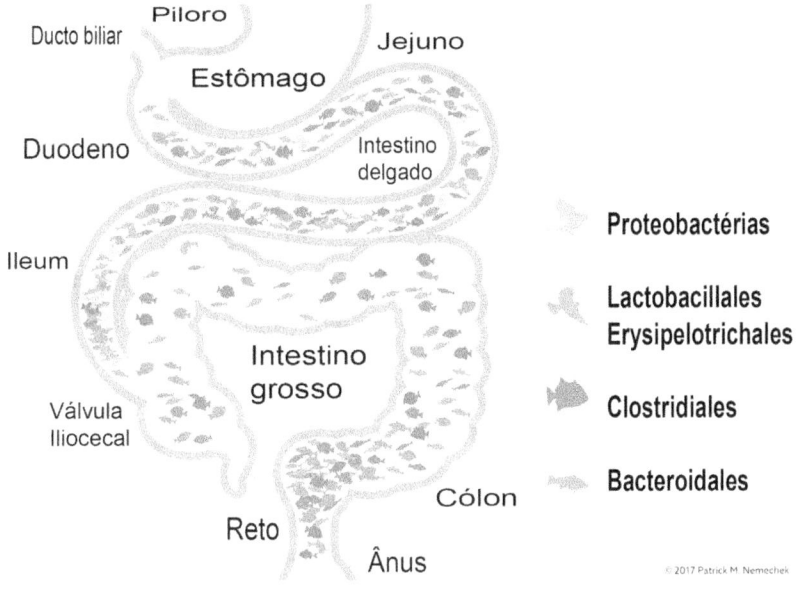

Unhealthy Bacterial Overgrowth

Recomendo aos meus clientes que pensem na fibra de inulina como uma comida saudável de pássaros para o intestino delgado: a inulina alimenta os pássaros (as bactérias benéficas que deviam viver lá) mas não alimenta os peixes (as bactérias invasoras).

A inulina em pó também existe na forma de gomas mastigáveis (incluindo Fiber Choice®, Phillips' ® Fiber Good® Gummies). Na minha experiência, duas gomas de inulina por dia são suficientes para equilibrar o trato intestinal em crianças pequenas.

Uma dose de 1/8 a 1/2 colher de chá de inulina em pó, uma a duas vezes por dia, ou duas gomas de inulina por dia, são a quantidades típicas que os meus pacientes jovens consomem.

Também descobri que todas as crianças têm necessidades de saúde diferentes, e que crianças maiores ou mais velhas com autismo podem precisar de doses mais altas de inulina para controlar o super-crescimento bacteriano.

D epois de iniciarem um tratamento diário de inulina e óleo de peixe, os pais costumam questionar se é a dose adequada para a sua criança. Os objetivos do tratamento são:

Objetivo 1: A reversão adequada do supercrescimento bacteriano com inulina vai promover uma redução do ácido propiónico e o que denomino no capítulo 6 de "Período do Despertar".

Este é um período em que ocorrem alterações no comportamento do paciente, como mais contato visual, vigilância, engajamento e possivelmente mais *stimming* ou insónia.

Quando os familiares notam uma alteração nos meus pacientes, sabemos que a dose de inulina é adequada, porque a criança respondeu a essa dose.

Objetivo 2: As melhorias no desenvolvimento neurológico avançam gradualmente ao longo dos meses. Se existirem melhorias, os pais sabem que a dose de ácidos gordos ómega 3 do óleo de peixe está adequada.

Se não ocorrerem melhorias significativas depois de dois meses, considero duplicar a dose de ómega 3 do paciente.

Indicadores:

Que tipo de inulina prefiro? Eu prefiro inulina pura em pó para os meus pacientes. Ao comprar inulina em pó, evito fórmulas que contenham probióticos ou enzimas digestivas porque estes ingredientes podem causar efeitos secundários e até piorar alguns aspetos do autismo.

Quando é que os pacientes começam a responder ao tratamento? Dependendo da extensão do atraso do desenvolvimento, a criança pode começar a estabelecer contato visual, permitir contato físico, e até comunicar e falar dentro de poucas semanas a poucos meses.

Os casos graves de atraso do desenvolvimento podem levar mais tempo para o início da fala ou interação, porque a criança tem de recomeçar a partir do ponto em que ficou, qualquer que seja, do ponto de vista do desenvolvimento.

Qual a duração da toma de inulina e do resto do Protocolo Nemechek™?

A gestão do ácido propiónico e a recuperação cerebral são processos a longo prazo.

Alguns estudos indicam que o atraso no desenvolvimento recupera numa taxa de certeza de dois a três meses por cada mês civil em que a inflamação cerebral foi reduzida. É um fato muito motivante para os esforços consistentes e persistentes em gerir o ácido propiónico e a inflamação nos próximos anos e décadas.

Já observei sintomas intestinais após o início da toma de inulina? Por vezes, a obstipação ou o inchaço dos meus pacientes parece piorar depois do início da toma de inulina. Geralmente este é o resultado da disfunção subjacente do sistema nervoso autónomo que abrandou o trato intestinal.

Na minha experiência, estes problemas são eventualmente corrigidos à medida que outros fatores do Protocolo Nemechek™ melhoram a função autónoma.

Se estes problemas não corrigirem ou se a criança estiver demasiado desconfortável, geralmente recomendo um suplemento enzimático sem fibras e não digestivo, como magnésio (leite de magnésia) ou MiraLAX® se a obstipação persistir.

E se a inulina piorar o stimming? Se parecer existir um *stimming* excessivo após a inulina, recomendo reduzir a dose para 1/8-1/4 colher de chá por dia, e observar se a situação melhora. Em raras ocasiões, aumentar a dose de inulina também pode ajudar.

Já ouvi falar de cãibras ou mucos nas fezes? Se o meu paciente relatar cãibras ou muco nas fezes, asseguro-me primeiro que não estão a tomar probióticos ou enzimas digestivas em nenhum suplemento.

Se não for o caso, recomendo interromper a inulina por uma semana e reiniciar numa dose inferior.

E se o meu paciente não tolerar a inulina? Podem ser necessários vários ciclos intermitentes para a transição da criança para a fibra de inulina e eu prefiro usar esta fibra natural nos meus pacientes.

Mas se eu tiver um paciente jovem incapaz de tolerar a inulina, considero um tratamento curso com rifaximina, o único medicamento que uso em crianças mais velhas.

E os outros produtos para o supercrescimento bacteriano? A inulina é a única fibra que eu uso para reequilibrar ou reajustar o supercrescimento bacteriano.

Eu não uso nem recomendo o uso de outras fibras, suplementos, vitaminas, minerais, ervas ou enzimas para o crescimento bacteriano nos meus pacientes.

Eu testo os meus pacientes para o supercrescimento bacteriano, ácido propiónico ou outro tipo de bactérias nas fezes? Não.

Aviso

Os meus pacientes não tomam probióticos durante ou após a toma de inulina.

A razão da proibição de tomar probióticos durante ou após a toma de inulina é que, assim que começam a separar e reequilibrar os pássaros e peixes nos seus ambientes respetivos, a última coisa que quero é introduzir novos invasores (como répteis) no ambiente dos pássaros.

Método Preferencial para Equilibrar a Flora Intestinal, em Crianças com mais de 10 Anos de Idade:

Antibiótico Não-Absorvível
Rifaximina 550 mg duas vezes por dia, por 10 dias.

Na minha experiência, as crianças com mais de 10 anos de idade têm tendência para uma recuperação não tão completa, ou uma gestão não tão completa da toxicidade do ácido propiónico a partir da suplementação diária com inulina.

As razões são pouco claras e podem estar simplesmente relacionadas com uma maior carga bacteriana ou com um maior desequilíbrio bacteriano na camada de biofilme.

Se a fibra de inulina for pouco eficaz ao longo do tempo, ou se os sintomas do paciente mais velho forem demasiado graves, considero um programa de rifaximina (nome comercial Xifaxan®) 550 mg duas vezes por dia, por 10 dias, para reduzir as bactérias excessivas do cólon do intestino delgado do paciente.

Este medicamento deve ser prescrito e supervisionado por um(a) médico(a). Pode ser necessário repetir o tratamento farmacêutico periodicamente, visto que as recaídas de supercrescimento bacteriano são possíveis.

É importante compreender que o tratamento isolado com inulina ou rifaximina não repara o cérebro da criança. As principais características do autismo envolvem a inflamação cerebral e problemas intestinais, que requerem esforços a longo prazo para reduzir a inflamação e o supercrescimento bacteriano.

Reduzir a toxicidade do ácido propiónico é apenas um dos quatro passos básicos do Protocolo Nemechek™ para o Autismo. Eu deixo bem claro para os pais dos meus pacientes que este é um programa em quatro partes, não é uma lista *a la carte* onde possam escolher o que preferem.

Os pacientes da minha clínica que seguem o Protocolo Nemechek™ devem abordar simultaneamente a inflamação cerebral e a disfunção autonómica, com ácidos gordos ómega-3 e ómega-9 suficientes, e com a redução dos ácidos gordos ómega-6 dietéticos.

Depois do paciente completar os 10 dias de terapêutica com rifaximina e manter a toma do óleo de peixe, geralmente os pais questionam como podem saber se a quantidade de rifaximina e óleo de peixe foram suficientes para a criança. Os objetivos do tratamento são:

Objetivo 1: A reversão eficaz do supercrescimento bacteriano através da terapêutica de 10 dias co rifaximina, que leva a uma redução do ácido propiónico e ao que eu denomino no Capítulo 6 de Período do Despertar.

Este é um período em que ocorrem alterações no comportamento do paciente, como mais contato visual, vigilância, engajamento e possivelmente mais *stimming* ou insónia.

Quando os familiares notam uma alteração no paciente, sabemos que a dose foi adequada, porque a criança respondeu a essa dose.

Objetivo 2: As melhorias no desenvolvimento neurológico avançam gradualmente ao longo dos meses. Se existirem melhorias, os pais sabem que a dose de ácidos gordos ómega 3 do óleo de peixe está adequada.

Se não ocorrerem melhorias significativas depois de dois meses, considero duplicar a dose de ómega 3 do paciente.

Monitorização:

Em alguns casos, o supercrescimento bacteriano pode ser detetado com um teste do hidrogénio ou metano expirado. O tratamento com a rifaximina geralmente resulta na reversão dos resultados nesses testes.

Mas do ponto de vista prático, parei de usar o teste do ar expirado há muito tempo, porque não me ajudava a identificar se o paciente precisava de tratamento para o supercrescimento bacteriano.

Muitos dos meus pacientes melhoravam apesar do teste negativo para o supercrescimento bacteriano.

Por isso, faço notas muito precisas sobre os progressos intestinais, musculoesqueléticos e neurológicos dos meus pacientes nos primeiros meses após o tratamento.

Depois, recorro a essas alterações para monitorizar recaídas bacterianas, que geralmente resultam em muitos dos sintomas que resolvemos com a inulina ou com a rifaximina.

Indicações:

Por vezes, o uso subsequente de inulina após a rifaximina é usado se sintomas intestinais como diarreia, urgência de fezes após a refeição ou intolerância alimentar ainda estiverem presentes. Se a inulina não fizer nenhuma diferença significativa como terapia de acompanhamento, deixo de usá-la em meus pacientes.

Eu nunca adiciono probióticos ao programa de tratamento do

meu paciente depois de reequilibrar o supercrescimento intestinal com rifaximina, porque a adição de probióticos pode facilmente piorar as coisas para o paciente, mesmo se ajudaram antes do uso de rifaximina.

Observei a adição de estirpes desconhecidas de bactérias estranhas (probióticos) aumentar a inflamação, os problemas intestinais, a depressão e outros sintomas psicológicos nos meus pacientes.

Aviso:

A rifaximina é um medicamento de prescrição médica e só deve ser administrada e supervisionada por um pediatra, um médico de família ou um gastroenterologista.

Com exceção do uso de inulina para diarreia contínua, etc., o uso contínuo de pré-bióticos, como a inulina, os probióticos ou as enzimas digestivas, após o uso de rifaximina, geralmente não é recomendado, pois pode piorar os sintomas após o reequilíbrio bacteriano intestinal.

6

PASSO 2-4: REDUÇÃO DA INFLAMAÇÃO CEREBRAL

No capítulo anterior, expliquei de que forma as citocinas da translocação bacteriana são reduzidas com o reequilibro das bactérias intestinais no passo 1 com a inulina ou a rifaximina. Neste capítulo, vou explicar os próximos passos do Protocolo Nemechek™, do passo 2 ao 4, e os passos opcionais 5 e 6:

1. Reequilibrar o Trato Intestinal.
2. Transformar a Micróglia-M1 no Fenótipo de Micróglia M2 Anti-inflamatória.
3. Equilibrar o rácio entre os Ácidos Gordos Ómega-6 e Ómega-3.
4. Reduzir a Inflamação Cerebral e Sistémica resultante dos Ácidos Linoleicos, Araquidónicos e Palmíticos Dietéticos.
5. Promover a Neuroplasticidade.

PASSO 2. TRANSFORMAR A MICRÓGLIA-M1 NO FENÓTIPO DE MICRÓGLIA M2 ANTI-INFLAMATÓRIA

Os passos 2 - 4 envolvem reduzir as citocinas da Micróglia-M1 e o desequilíbrio entre os ácidos gordos ómega 3 e ómega 6.

Igualmente importante como tratar o supercrescimento bacteriano são os próximos três passos essenciais da mudança das células da micróglia de volta a um estado anti-inflamatório com DHA ómega 3, reequilibrando os outros ácidos graxos ômega e prevenindo futuras inflamações no cérebro da dieta.

O aumento da ingestão de ómega 3 é um passo essencial e deve ser realizado para maximizar a capacidade natural do cérebro de restaurar o desenvolvimento neurológico adequado por meio da poda sináptica e do reparo neuronal, além de garantir a recuperação máxima.

Os nossos cérebros modernos exigem uma combinação de ácidos gordos ómega-3, que são os nutrientes essenciais que gerações anteriores desfrutaram nas suas fontes alimentares e que são deficientes nas dietas atuais.

Existem três tipos de ómega 3 que possuem funções diferentes: DHA, EPA e ALA. O DHA é ácido docosahexaenóico, EPA é ácido eicosapentaenoico e ALA é ácido alfa linolénico.

O s três tipos de ómega-3 são importantes, mas para esta parte do Protocolo Nemechek™ focamo-nos do componente DHA, especialmente na sua capacidade de auxiliar a recuperação das lesões cerebrais causadas pela inflamação e traumas.

O DHA é o único ácido gordo ómega-3 que penetra o cérebro de forma significativa e é encontrado em quantidades variáveis no óleo de peixe.

Os pacientes devem suplementar com o componente DHA ómega-3 para transformarem a micróglia alterada no tipo de micróglia que permite o desenvolvimento cerebral normal e a recuperação das lesões cerebrais cumulativas. Não existem substitutos para o componente DHA.

As quantidades de DHA ómega 3 diárias que indico aos meus pacientes podem ser tomadas de uma só vez ou intercaladas durante o dia.

Eu digo sempre que a melhor altura do dia para os pais administrarem os ómega-3 nos meus pacientes é uma hora em que se lembrem da mesma.

A quantidade específica de EPA que é combinada com o componente DHA no óleo de peixe não é tão significativa, porque o componente EPA não penetra imediatamente o sistema nervoso central.

Pessoalmente, prefiro óleos de peixe em comprimido ou líquido com altas concentrações de DHA, que estão disponíveis na NOW® Foods ou Nordic Naturals®. Eu uso estas marcas nos meus pacientes, com sucesso na melhoria ou recuperação da disfunção autónoma.

Mas se estas marcas ou comprimidos com altas concentrações de DHA não estiverem disponíveis, recomendo quando óleo de peixe de alta qualidade em líquido, cápsula ou pastilha.

O óleo de fígado de bacalhau também funciona bem para a suplementação de ácidos gordos ómega 3, e a dose é a mesma do óleo de peixe.

Suplementação de Ácidos Gordos Ómega-3 DHA e EPA com Óleo de Peixe

Recomendo uma dosagem do óleo de peixe com base na idade do paciente e gravidade da inflamação.

Descobri que pessoas diferentes têm necessidades diferentes, mas, em termos gerais, estas são as doses iniciais que eu geralmente uso nos meus pacientes.

Dosagem Diária e Ômega-3 (EPA + DHA):

0-6 meses de idade: 150 mg (EPA + DHA) diariamente *
7-12 meses de idade: 300-450mg (EPA + DHA) diariamente *
1-5 anos: 450-600 mg (EPA + DHA) diariamente *
5-7 anos: 600-1.000 mg (EPA + DHA) diariamente *
8-10 anos: 1000-1.500 mg (EPA + DHA) diariamente *
11-14 anos: 1.500-2.000 mg (EPA + DHA) diariamente *
15 a 18 anos: 2.000-3.500 mg (EPA + DHA) diariamente *

Mais de 18 anos de idade - A suplementação DEVE conter pelo menos 3.000 mg da fração DHA. *

* O mg mostrado representa o total do conteúdo de ácidos graxos ômega-3 EPA + DHA em óleo de peixe. Este número não é o total de mg. de tudo o mais no próprio óleo de peixe. É necessário olhar a etiqueta traseira para calcular as quantidades totais de EPA mais DHA em qualquer produto. Isto é geralmente menor do que o que é ômega-3 total que é anunciado ou listado no produto.

As quantidades de óleo de peixe listadas acima são as minhas doses iniciais. Se, após vários meses de EPA e DHA, não se observarem melhorias na função neurológica com as marcas que eu recomendei, geralmente duplico a dose nos meus pacientes.

Indicações:

O óleo de peixe causa desconforto intestinal? Por vezes, no início os meus pacientes podem experimentar fezes moles. Geralmente, isto deve-se ao fato de o trato intestinal estar irritado pelo supercrescimento bacteriano ou de não ser capaz de absorver o aumento repentino de óleo ingerido.

Se ocorrerem fezes moles, interrompo a toma de óleo de peixe por duas a três semanas, até a função intestinal ser reparada.

Após duas ou três semanas, os meus pacientes podem recomeçar o óleo de peixe, numa dose de 1/4 da dose total. Podem aumentar gradualmente a dose, adicionando 1/4 da dose a cada uma ou duas semanas, até atingirem a dose total. O aumento gradual da quantidade de óleo de peixe treina o trato intestinal a aumentar a sua capacidade de absorção das moléculas de ácidos gordos.

Eu adiciono vitaminas ou produtos adicionais ao óleo de peixe nos meus pacientes? Não. A adição de suplementos, como glutamina, enzimas digestivas, agentes anti-biofilme, ou medicamentos antifúngicos são desnecessários para a recuperação dos intestinos e absorção do óleo de peixe.

Eu uso óleo de peixe fermentado nos meus pacientes? Não. Não recomendo óleos de peixe fermentados para os meus pacientes.

Eu uso óleo de krill nos meus pacientes? Não. O óleo de krill é uma molécula diferente da molécula do óleo de peixe. Os nossos antepassados evoluíram com a molécula mais curta que é encontrada no óleo de peixe, e não com a molécula mais longa encontrada no óleo de krill. Eu simplifico as coisas no Protocolo Nemechek™, usando exatamente as mesmas moléculas e nutrientes centrais que mantinham os cérebros dos nossos antepassados fortes e resilientes.

Existe uma opção vegetariana se o paciente for alérgico ao peixe ou não desejar ingerir um produto animal? Talvez. Existe um DHA presente nas algas que pode ser benéfico, mas como medico nunca testemunhei qualquer melhoria significativa em adultos ou crianças a tomar DHA derivado de algas. A melhoria e recuperação autónomas, consideradas medicamente impossíveis até à criação do Protocolo Nemechek™ no meu consultório, só foram obtidas com DHA marinho.

Algum tipo de ómega-3 (EPA ou ALA) pode substituir o DHA dos peixes? Não. Nenhuma outra forma de ácidos gordos óega-3 não-marinhos como o óleo de linhaça (ALA), consegue penetrar o sistema nervoso central para afetar a inflamação ou função da micróglia.

Aviso:

Eu nunca uso quaisquer produtos que combinem ómegas 3-6-9 nos meus pacientes. A quantidade excessiva de ácidos gordos ómega 6 dietéticos é uma parte importante do problema pela inflamação, pelo que a evito no meu consultório. Incorporar mais ácidos gordos ómega 6, em qualquer forma, pode piorar a inflamação subjacente.

Adultos com 18 ou Mais Anos de Idade
Suplementação com Ómega 3 ALA
de Frutos Secos, Linhaça ou Chia

O terceiro componente dos ómegas 3 é o ALA (ácido alfa linolénico), que é um ómega 3 vegetal. Alguns estudos sugerem que o ALA pode facilitar a penetração de pequenas quantidades de DHA no cérebro, mas este fato ainda não foi comprovado.

Os meus pacientes adolescentes e jovens adultos no Protocolo Nemechek™ tomam algum tipo de suplementação diária de Ómega 3 ALA, de frutos secos (crus-torrados), linhaça ou sementes de chia trituradas, desde que não sejam alérgicos.

Se os meus pacientes preferirem consumir frutos secos no Protocolo Nemechek™, eu aconselho a ingestão mínima de ¼ chávena de frutos secos por dia. Todos os frutos secos contêm quantidades suficientes de ALA e incluem amêndoas, nozes-pecãs, pistáchios, cajus e nozes.

Os amendoins crus ou tostados, que são leguminosas e não frutos secos, também são uma fonte aceitável de ALA. Os amendoins crus ou tostados são diferentes de amendoins noutras formas, como manteigas de amendoim, que podem conter fontes dietéticas de ómega-6 na forma de óleos vegetais (óleo de soja, óleo de algodão, óleo de uva) que os meus pacientes estão a reduzir de forma ativa.

Se o meu paciente decidir consumir o ALA com linhaça ou sementes de chia, deve suplementar com ½ a 1 colher de sopa por dia.

Se consumir óleo de linhaça na forma líquida ou em gel, a dose é de 500 a 1,000 mg uma vez por dia.

PASSO 3. REDUZIR A INGESTÃO DE ÁCIDOS GORDOS ÓMEGA 6

Parte da redução das citocinas pró-inflamatórias no Protocolo Neme-chek™ é conseguida pela redução da ingestão dietética de óleos alimentares ricos em ácidos goros ómega-6.

Para tal, estes óleos não devem ser usados para cozinhar (óleos vegetais, margarina, gordura), e os produtos com ácido linoleico nos ingredientes devem ser evitados.

Eu instruo os meus clientes a evitarem consumir produtos alimentares que contenham ácidos gordos ómega-6, e estes óleos são **proibidos**:

- Óleo de Girassol
- Óleo de Girassol
- Óleo de Milho
- Óleo de Açafroa
- Óleo de Algodão
- Óleo de Grainha de Uva
- Óleo de Amendoim
- Margarina
- Gordura

Os alimentos constituídos por leite de soja ou proteína de soja são permitidos, desde que não contenham os óleos proibidos nos ingredientes.

Nas primeiras fases do Protocolo Nemechek™, a eliminação dos óleos ómega 6 da alimentação é das coisas mais difíceis para os p9acientes. É preciso que consultem os rótulos de todos os produtos alimentares processados.

Se o produto conter algum dos óleos proibidos listados acima, o paciente deve procurar uma marca diferente que apenas contenham os óleos permitidos.

Existem alguns óleos que tem um rácio mais saudável de ómega 6 para ómega 3, e que são **permitidos**:

- Óleo de Colza
- Óleo de Coco
- Óleo de Palma

Quando os meus pacientes começam a ler os rótulos em busca de óleos ómega 6, torna-se evidente a prevalência destes óleos nos alimentos ingeridos no dia-a-dia, como molhos para saladas e pão.

Os óleos ómega-6 podem ser encontrados em alimentos que consideramos saudáveis, orgânicos e ecológicos. Até aparecem nos ingredientes de alimentos para cães.

Indicação:

Eu peço aos meus pacientes que decorem os três óleos permitidos. É mais fácil do que memorizar os óleos proibidos.

Geralmente digo, "Palmas para o óleo de palma".

Aviso:

Alguns produtos indicam conter um óleo proibido ou permitido (por exemplo, "pode conter óleo de soja ou óleo de colza"). O consumidor fica sem saber qual o óleo que foi usado no produto. Pessoalmente, prefiro prevenir e evito produtos cujos ingredientes não são claros.

PASSO 4. PREVENÇÃO DA INFLAMAÇÃO CEREBRAL E SISTÉMICA CAUSADA PELOS ÁCIDOS LINOLEICO, ARAQUIDÓNICO E PALMÍTICO EXCESSIVOS

No Protocolo Nemechek™, os pacientes devem esforçar-se por evitar os óleos alimentares e alimentos ricos em ómega 6 e proteger-se de ómega 6 que não podem controlar.

Eu peço aos meus pacientes que evitem três ácidos específicos, de forma a prevenir a inflamação cerebral:

1. O ácido linoleico é comumente encontrado nos óleos

alimentares artificiais que são adicionados aos produtos que adquirimos.

2. O ácido araquidónico é encontrado existe em altas concentrações nas carnes alimentadas à base de cereais, como soja ou milho.

3. O ácido palmítico está presente em altas quantidades nas comidas processadas e carnes alimentadas à base de cereais.

Estes são exemplos de situações de difícil controlo para os meus pacientes, visto que não podem visualizá-los na lista de ingredientes, nem conhecer a alimentação da carne ou do peixe que consomem, ou os óleos alimentares usados num restaurante.

É aqui que apresento um novo tipo de ácido gordo protetor aos meus pacientes no Protocolo Nemechek™: o ácido gordo ómega-9 encontrado no azeite virgem extra autêntico e nacional.

O uso ou consumo do ómega-9 é um passo essencial, e deve ser garantido regularmente para assegurar a máxima recuperação.

Suplementação Diária com Azeite Virgem Extra para Reduzir a Inflamação Sistémica

Além de reduzir o consumo de óleos alimentares ricos em ácidos gordos ómega-6, os familiares dos meus pacientes devem cozinhar os alimentos em azeite nacional virgem extra.

O azeite virgem extra contém 70% de ácido oleico, que não só bloqueia como reverte a inflamação subjacente resultante dos ácidos gordos ómega-6 excessivos e da toxicidade do ácido palmítico.

Especificamente, instruo os meus pacientes a cozinhar os alimentos em casa diariamente, com azeite nacional virgem extra.

Vários estudos indicam que os adultos beneficiam do consumo diário de 2 colheres de sopa (30 ml) de azeite virgem extra. Mas as doses diárias para as crianças são menos claras.

Para os meus pacientes com menos de 5 anos de idade, acredito que cozinhar os alimentos em azeite virgem extra é uma quantidade suficiente. A partir dos 5 anos de idade, além de cozinhar com azeite virgem extra, os meus pacientes recebem as seguintes recomendações:

- 5 – 10 anos de idade, consumir 1/2 colher de sopa por dia.
- 11 – 18 anos de idade, consumir 1 colher de sopa por dia.
- 19 ou mais anos de idade, consumir 2 colheres de sopa por dia.

Indicação:

O azeite virgem extra pode ser misturado em vários líquidos ou ser ingerido à colher. Alguns dos meus pacientes mais velhos eliminam o gosto com uma gota de vinagre balsâmico ou sumo de limão.

Aviso:

O azeite virgem extra é um produto amplamente não regulamentado, e os produtos importados e adulterados e as fraudes agrícolas são uma grande preocupação para os meus pacientes. Alguns azeites podem ter sido diluídos com uma alta percentagem de óleo de soja ou outros óleos vegetais, exatamente aquilo que procuramos evitar.

Devido ao alto risco de comprar azeite importados e adulterados, os pacientes no Protocolo Nemechek™ usam apenas azeites virgem extra certificados pela California Olive Oil Council (consulte www.cooc.com para mais informações).

Existem vários aromas e sabores nos azeites certificados pela COOC, por isso encorajo as famílias a experimentarem produtos de vários produtores até encontrarem um azeite que prefiram.

PASSO 5. INDUÇÃO DA NEUROPLASTICIDADE

A neuroplasticidade é a capacidade do cérebro de formar e reorganizar as ligações sinápticas. Por outras palavras, é a forma através da qual o cérebro encontra novas vias através dos neurónios para realizar tarefas.

Todas as crianças com autismo têm um enfraquecimento da neuroplasticidade, devido ao stress inflamatório que experimentam. Isso também contribui para o atraso ou desenvolvimento interrompido subjacente, bem como para as lesões cerebrais cumulativas.

Os passos 1-4 ajudam a restaurar a neuroplasticidade normal, mas podem ser seguidos passos adicionais para melhorar a capacidade do cérebro de criar ligações necessárias para o seu funcionamento normal.

M uitas crianças com autismo já estão inscritas nestes programas, e a melhoria neuro cognitiva que elas experimentam tem origem no processo de neuroplasticidade. Alguns programas incluem:

- Estimulação do Nervo Vago (ENV)
- Análise do Comportamento Aplicada (ACA)
- *Pivotal Response Therapy*
- Terapia Comportamental Dialética
- Terapia de Integração Sensorial

A estimulação do nervo vago é um tratamento que envolve a estimulação elétrica do nervo vago. O nervo vago é o 10º nervo craniano e transporta informação do ramo parassimpático do sistema nervoso autónomo.

Os sinais neurológicos no nervo vago viajam tanto para cima no cérebro e para baixo para todos os órgãos do corpo. Os sinais que viajam para cima são capazes de induzir a neuroplasticidade, enquanto os sinais que viajam para baixo melhoram a função dos órgãos e ajudam a suprimir os níveis anormais de inflamação.

A ENV resulta na supressão da inflamação, bem como no aumento da neuroplasticidade, especialmente quando associada a uma atividade cognitiva (fala, leitura, treinamento de matemática), sensorial (terapia de integração) ou motora (fisioterapia ou treinamento de marcha).

Estimulação do Nervo Vago

A minha área de interesse, e o foco da minha prática médica interna, está na disfunção e recuperação do sistema nervoso autónomo. Irei descrever o sistema nervoso autónomo e o meu tratamento, **O Protocolo Nemechek™ para a Recuperação Autónoma**, Patente Pendente, (O Protocolo Nemechek™ para o Autismo é apenas uma parte do meu programa) com mais detalhe no Apêndice I deste livro.

Para os propósitos deste capítulo, informo que o sistema nervoso autónomo é parte integrante do controlo da inflamação dos nossos cérebros e corpos.

A estimulação do nervo vago é um tratamento médico prescrito que envolve a aplicação de impulsos elétricos muito leves no nervo vago. O nervo vago carrega informações sobre inflamação no ramo parassimpático do sistema nervoso autónomo.

Os estimuladores do nervo vago foram implantados em pacientes nos EUA desde o final da década de 1990, mas também é possível estimular o nervo externamente. Isso é chamado de medicina bioelétrica. Eu uso um estimulador de nervo vago portátil como parte do Protocolo Nemechek™ que muitos dos meus pacientes adultos e alguns dos meus pacientes com autismo usam em casa.

O uso de estimulação do nervo vago transcutânea (na pele) (ENVt) durante 5-10 minutos por dia é uma ferramenta extremamente poderosa e eficaz para a supressão da inflamação, bem como para a indução de neuroplasticidade.

A supressão da inflamação no cérebro melhora o reparo do cérebro e as habilidades de poda neuronal da micróglia.

Eu posso adicionar a ENVt ao tratamento de uma criança num estágio posterior do Protocolo Nemechek™, se não houver recuperação. Depois de iniciada a recuperação, o tratamento da ENVt não acelera ou expande a amplitude da recuperação de uma criança e não é necessário. O uso da ENVt tem como objetivo desencadear uma mudança em pacientes que não responderam.

Pacientes meus usam diferentes configurações de frequência e por diferentes períodos, com base em vários fatores que levo em consideração como seu médico.

É possível que a ENVt seja prejudicial se programada ou realizada incorretamente.

Eu sou um perito líder na aplicação clínica da ENVt e muitos dos meus pacientes viajam para o meu consultório no Arizona para receberem um estimulador de nervo vago transcutâneo portátil que eles podem usar em casa, com a capacidade de comprar peças de reposição para o próximo ano.

Não prescrevo ou realizo outros métodos não-elétricos de estimulação do nervo Vago porque acredito que outros métodos sejam ineficazes na manutenção da mudança saudável na função da micróglia.

Indicação:

A maioria dos meus pacientes com autismo não precisa da ENVt. O meu caso mais grave de autismo adulto continua a melhorar a cada ano sem a ENVt.

Aviso:

A ENVt não está facilmente acessível e requer a gestão de um médico especializado nesta metodologia. Ninguém deve tentá-la sozinho porque pode prejudicar a criança.

As configurações elétricas específicas e durações de tempo são necessárias para um tratamento seguro e eficaz.

7

RECUPERAÇÃO E RESOLUÇÃO DE PROBLEMAS NO PROTOCOLO NEMECHEK

MINIMIZAR VARIÁVEIS

"Os pais perguntam frequentemente, "Quanto tempo demora a recuperação do cérebro?"

O cérebro recupera tão rápido como o cabelo. Todos os dias o comprimento do cabelo parece igual, mas meses depois, precisamos de um corte de cabelo."

— DR. PATRICK M. NEMECHEK, D.O.

O PROCESSO DE RECUPERAÇÃO

O processo de reversão e recuperação das principais características do autismo que tenho visto em meus pacientes começa com o período do despertar. Após o período de despertar, os pais verão a extensão total do atraso de desenvolvimento subjacente da criança, lesões cerebrais e disfunção do sistema nervoso autónomo. A partir deste ponto, a poda neuronal normal pode iniciar o processo de desenvolvimento e maturação neurológica gradual.

Todas as crianças com autismo têm algum grau de atraso no

desenvolvimento subjacente ao estupor causado pelo ácido propiónico. A reversão do supercrescimento bacteriano com inulina ou rifaximina resulta na queda do ácido propiónico e na reversão da
encefalopatia tóxica. A queda geralmente resulta em uma melhora
repentina na função e consciência dentro de algumas semanas.

A pesar dessas melhorias na função e conscientização com a
queda do ácido propiónico, muitas crianças não retornam ao
funcionamento normal porque ainda têm algum grau de atraso de
desenvolvimento subjacente (em alguns pacientes bastante graves),
bem como PHDA, problemas sensoriais ou convulsões. Essas
crianças também podem ter depressão crônica, ansiedade ou
comportamentos agressivos devido a lesões cerebrais passadas não
resolvidas.

À medida que os níveis de ácido propiónico diminuem, os pais
observam o estado da criança de qualquer desenvolvimento emocional, motor e sensorial subjacente. Os sintomas e comportamentos
podem parecer piorar neste momento, mas isso não é um agravamento do autismo.

A verdadeira extensão do atraso no desenvolvimento da criança,
lesões cerebrais e disfunção autonômica podem ser diferentes do que
os pais perceberam. Ou a criança "despertada" é finalmente capaz de
expressar os sintomas de seus ferimentos.

O atraso de desenvolvimento ou lesões cerebrais remanescentes
da criança são condições que levarão mais tempo para reverter ou
recuperar, mas, mês a mês, e depois ano a ano, essas coisas podem
melhorar lentamente.

QUÃO CEDO PODE SER INICIADO O PROTOCOLO NEMECHEK™?

Recomendo que as pessoas consultem o seu pediatra se o seu filho
tiver menos de 12 meses de idade, ou se houver quaisquer outras

questões relativas a uma criança de qualquer idade, antes de iniciar qualquer novo regime.

Nos meus pacientes, acredito que o óleo de peixe e os componentes de inulina do protocolo Nemechek ™ devem ser iniciados com os primeiros sinais de problemas de desenvolvimento em uma criança.

A suplementação com óleo de peixe pode ser iniciada em recémnascidos ou no início da vida da criança, especialmente se a mãe da criança tiver alguns sinais de supercrescimento bacteriano.

A suplementação com inulina pode ser iniciada com qualquer sinal de cólica crónica, obstipação, diarreia ou refluxo.

IDADE DO PACIENTE E DURAÇÃO

A idade do paciente e o tempo que estiveram sob a influência do ácido propiónico são duas variáveis no processo de recuperação.

É importante entender que o processo de recuperação do cérebro leva tempo, esforço consistente e pode depender muito da idade da criança. Pacientes mais jovens podem inicialmente responder mais rapidamente, mas também tenho visto progressos significativos em adultos jovens com autismo.

Acredito que as razões para as diferentes recuperações e taxas de melhoria nos meus pacientes têm a ver com o cérebro da criança mais velha ter experimentado um crescimento bacteriano e inflamação prolongados, ao contrário do cérebro de uma criança mais nova.

As crianças mais velhas também podem ter múltiplas lesões cerebrais não resolvidas devido ao ciclo da micróglia alterada, com menos reparo ao longo dos anos.

Eu trato de dois adolescentes com autismo não-verbal (14 e 16 anos de idade), e embora eles mostrem sinais de melhoria contínua, levaram cerca de quatro a cinco meses para começar a falar.

Em termos de fala e comunicação, os pacientes mais jovens

podem começar a falar dentro de algumas semanas enquanto os adolescentes podem demorar de quatro a seis meses.

Uma paciente de 23 anos não começou a falar até completar oito ou nove meses de tratamento comigo.

Mas, de forma impressionante, e mesmo nos casos mais graves com que trabalhei, os jovens adultos tiveram uma melhoria notável na sua consciência do ambiente nas primeiras semanas.

O PERÍODO DO DESPERTAR

A primeira mudança que vejo nos meus pacientes nas primeiras semanas resulta do declínio inicial na toxicidade do ácido propiónico nos seus cérebros. Isso é o que eu chamo de "período do despertar".

Pode ser útil ver a criança com autismo como uma criança a tomar um sedativo como o Valium. Todos os seus comportamentos serão subjugados, ela pode dormir mais, parecer calma, não ser coerente, não falar e não estar ciente do seu ambiente.

No caso do autismo, o sedativo é o ácido propiónico produzido por bactérias no próprio trato intestinal da criança. Essencialmente, inverter o supercrescimento bacteriano remove o sedativo do corpo e a criança torna-se mais alerta cognitivamente.

As crianças no período do despertar estão mais conscientes do seu ambiente. Ficam frequentemente mais tolerantes ao toque ou contato, e estão frequentemente mais dispostas a se aproximar de alguém e estar fisicamente mais perto deles. Também podem ser mais ativas e enérgicas, comunicar mais e, muitas vezes, dormir menos.

Após as primeiras semanas do período de despertar, as taxas de recuperação são altamente variáveis devido ao grau de atraso no desenvolvimento subjacente ao estado de encefalopatia tóxica de cada paciente.

Se o processo inflamatório ocorria desde o nascimento, a criança irá ter óbvias dificuldades, ao contrário de uma criança que cresceu normalmente até ao evento regressivo, por exemplo aos dezoito meses.

Se a inflamação for leve, o atraso no desenvolvimento será relativamente leve, e as crianças muitas vezes recuperam a função rapidamente.

Com uma inflamação muito precoce e intensa, pode haver tanto atraso ou desenvolvimento interrompido que a criança pode ser rotulada de retardada mental. Contudo, tenho crianças sob os meus cuidados que se encaixam nessa descrição e estão a recuperar como previsto. Pode demorar mais, mas não vejo nenhum obstáculo intransponível.

A VERDADEIRA EXTENSÃO DA DISFUNÇÃO CEREBRAL

Mas se a criança também tiver lesões cerebrais subjacentes de traumas físicos, emocionais ou inflamatórios, os pais podem ver explosões de irritação, hiperatividade, ansiedade e comportamentos de estimulação depois do período de despertar.

E, como a criança frequentemente terá um atraso subjacente no desenvolvimento, os pais observarão comportamentos imaturos que não correspondem à idade atual da criança.

Os pais podem observar uma criança com o tamanho de uma criança de 14 anos que se comporta emocionalmente como uma criança de 3 anos, ou uma criança que pode digitar, mas não falar, ou um adolescente que tem a coordenação de uma criança de 7 anos.

O atraso no desenvolvimento pode ocorrer numa região do cérebro muito mais do que em outra, por isso as possíveis combinações de diferenças nos padrões de desenvolvimento nas crianças são vastas.

O ponto primordial é que a mudança de comportamento após o despertar não piora os problemas subjacentes; mas é um vislumbre do verdadeiro grau de dano subjacente e atraso no desenvolvimento, porque o sedativo que amorteceu o comportamento finalmente desapareceu. As crianças não ficam piores, estão finalmente acordadas.

Para alguns pais, este estágio pode ser mais desafiador do que outros, porque os comportamentos subjacentes são mais perturbadores para o lar.

Depois de reduzir o supercrescimento bacteriano, o desenvolvimento e a reparação dependem da redução consistente da inflamação com óleo de peixe, AVE de qualidade, e da remoção dos óleos vegetais ómega 6 da dieta.

E sses comportamentos devem melhorar porque o cérebro de uma criança é notavelmente capaz de se recuperar.

O meu paciente de 23 anos com autismo não verbal foi finalmente capaz de falar espanhol e inglês, oito meses depois de um período de explosões de raiva no autocarro escolar, ansiedade em repouso e birras nas lojas.

Quando os níveis de ácido propiónico diminuíram, ela fazia birras quando os pais negavam um artigo no supermercado, tal como uma criança de 3 anos.

As explosões de raiva e a ansiedade tinham origem na disfunção persistente do sistema nervoso autónomo que acionava o modo "lutar ou fugir" se ficasse demasiado tempo sentada.

Mas agora o seu cérebro tinha-se desenvolvimento e o sistema nervoso autónomo recuperou das deficiências ou lesões cerebrais que causavam esses comportamentos.

O RITMO DA RECUPERAÇÃO

O ponto importante a ser lembrado é que o cérebro de uma criança tem uma enorme capacidade de continuar o caminho do desenvolvimento, se a inflamação for consistentemente controlada.

A poda neuronal e sináptica será reiniciada e, de acordo com a literatura de atraso no desenvolvimento, as crianças podem recuperar cerca de dois a três meses de desenvolvimento para cada mês civil.

Na minha experiência, a recuperação parece avançar tão rápido, se não mais rápido.

Perguntam-me frequentemente o que se pode fazer para acelerar a cura.

Eu digo aos pais para pensarem no processo de reparação cerebral como alguém que quer acelerar a recuperação do braço partido. Um braço partido não vai curar mais rápido, fazendo qualquer coisa "extra".

Também digo aos pais que não comparem o comportamento de seus filhos hoje com o de ontem, em vez disso, compare-os com a forma como estavam há alguns meses ou quando começaram como meu paciente.

Por vezes, as melhorias podem ser lentas ou estagnadas, então eu também motivo a aguentarem e continuarem com o óleo de peixe. Mas se a criança não apresentar melhorias significativas nos primeiros dois meses, começarei a fazer ajustes no óleo de peixe.

Geralmente digo aos pais para dobrarem a dosagem dos ácidos gordos ómega 3 do paciente.

E se o paciente não melhorar, particularmente se nasceram com autismo, posso adicionar Estimulação Bioelétrica do Nervo Vago ao tratamento, num esforço para diminuir ainda mais a produção de citocinas e a inflamação. A maioria dos meus pacientes, no entanto, não precisa dessa etapa de tratamento.

LIBERTAÇÃO DE HISTAMINA

Alguns dos pais perguntam sobre a libertação de histamina, e é sempre necessário discutir as reações da histamina com o médico do seu filho.

A histamina é uma substância química libertada por um glóbulo branco chamado mastócito e segregada quando o glóbulo branco é ativado. A ativação de glóbulos brancos é comumente referida como inflamação.

Uma resposta saudável da histamina pelos mastócitos requer um equilíbrio entre a produção e a remoção da histamina.

Reações de histamina excessivas devem-se à produção excessiva de histamina, ingestão dietética excessiva de histamina, ou remoção inadequada de histamina dos tecidos devido a uma deficiência genética da diamina oxidase (DAO).

Fontes do Excesso de Histamina:

1. Reação Alérgica Real a uma Substância
2. Maior Ingestão Dietética de Histamina
3. Libertação Inflamatória de Histamina pelos Mastócitos
4. Menor Diminuição de Histamina devido a uma Deficiência da DAO

Uma reação clínica da histamina excessiva devido a qualquer um ou todos os mecanismos acima mencionados pode causar dores de cabeça, ritmo cardíaco acelerado, urticária, comichão, diarreia e tensão arterial baixa.

Em crianças com autismo, o aumento no *stimming*, agressão ou cefaleias são frequentes. Os mecanismos podem levar a uma reação clínica que aumenta os níveis de histamina na corrente sanguínea.

As verdadeiras reações alérgicas a alimentos ou medicamentos não são incomuns e podem causar libertação de histamina. Às vezes, um verdadeiro cenário alérgico pode ser fatal, como é o caso das alergias ao amendoim ou noz.

Os níveis elevados de histamina também podem ocorrer em pessoas com uma mutação genética que promova a deficiência da diamina oxidase (DAO), a enzima responsável pela degradação e remoção da histamina dos tecidos intestinais. Estas mutações são relativamente raras na população geral.

Muitas pessoas acreditam que o peixe é rico em histaminas, o que não é correto. Esta crença pode basear-se na observação de alguém que tomava óleo de peixe ou comia peixe e que teve uma reação alérgica à histamina.

A reação à histamina que a maioria das pessoas sofre não resulta da histamina do peixe, mas sim das bactérias presentes em peixes preservados e refrigerados de forma errada.

A este problema dava-se o nome de intoxicação escombroide. O termo "intoxicação da histamina do peixe" é hoje um termo mais adequado, visto que muitos casos resultam de peixes não-escromboides. Os exemplos incluem o mahi-mahi (dourado-do-mar), seriola, arenque, sardinha, anchova e enchovinha.

A reação lembra uma reação alérgica, mas é causada por toxinas geradas por bactérias nos tecidos do peixe.

Se o óleo de peixe for produzido a partir de peixes contaminados, é provável encontrar níveis mais altos de histaminas e outras toxinas.

Acredito que as principais causas para as reações à histamina reportadas no autismo têm origem em óleos de peixe de má qualidade ou de uma estimulação inflamatória excessiva dos mastócitos que cercam o intestino delgado com a libertação de histaminas.

Os dois fatores para tal reação estão (1) no aumento da inflamação pela translocação bacteriana ('intestino poroso') causada pelo supercrescimento bacteriano, e (2) na perda do reflexo inflamatório do sistema nervoso autónomo devido às lesões cerebrais cumulativas.

O reflexo inflamatório autónomo, também conhecido por reflexo inflamatório do vago, designa o controlo das células imunitárias (incluindo mastócitos) adjacentes ao intestino delgado pelos ramos parassimpático e simpático do sistema nervoso autónomo.

A deterioração crónica deste mecanismo de controlo da inflamação ocorre comumente com as lesões cerebrais cumulativas.

O Protocolo Nemechek™ minimiza as reações excessivas à histamina através de alguns princípios básicos:

1. Os meus pacientes usam sempre um óleo de peixe de alta qualidade. A *Nordic Naturals* e a *NOW Foods* têm excelentes reputações e têm provado continuamente a sua alta qualidade, através de testes em laboratórios independentes.

2. Se existir um histórico de reações à histamina do meu paciente, eu adio o início da suplementação com óleo para 2-3 semanas após o início da toma de inulina ou do tratamento com rifaximina, de forma a permitir a recuperação do trato intestinal. Permitir a cura do trato intestinal pode prevenir o vazamento de possíveis histaminas contidas nos alimentos, e reduziria a libertação de histaminas da inflamação associada à translocação bacteriana ('intestino poroso').

3. Se ainda assim os sintomas persistirem, considero uma dose única ou dupla de terapia do bloqueio da histamina com um anti-histamínico anti-H1 e/ou anti-H2.

4. Então, consideraria reequilibrar o trato intestinal com rifaximina num paciente mais jovem, se suspeitar que o supercrescimento bacteriano não foi corretamente suprimido com a inulina.

ATENÇÃO EXCESSIVA E INTERPRETAÇÕES ERRÓNEAS

Algumas das alterações que ocorrem durante ou após o 'período do despertar' podem sentir-se na condição cutânea ou no movimento ou rapidez do trato digestivo da criança.

Um dos equívocos que noto com os meus pacientes é que, além de uma erupção cutânea ligeira e ocasional após a restauração da flora intestinal, os 'efeitos dos fungos' relatados por muitos pacientes não têm origem nos fungos. As alterações na pele, fezes e comportamento têm a ver com o deslocamento das bactérias e com os problemas subjacentes.

Nos pacientes com autismo, gosto de notar sinais de redução da ansiedade (melhor sono, menos ansiedade, menos *stimming*), de uma melhor consciência do ambiente (melhor contato visual, reconhecimento da chegada de um familiar) ou de um maior nível de atenção e alerta (menos sestas, acordar mais cedo, mais atividade mental e engajamento). Para mim, estes são os sinais que demonstram que os níveis de ácido propiónico estão a cair.

A lguns pais focam-se excessivamente em problemas menores (obstipação, mais risos, acordar mais cedo, segurar as mãos sobre as orelhas, mau-humor, etc.) e interpretam-nos como maus ou negativos.

Estas situações podem parecer estranhas, mas resolvem-se com o tempo, através de um pouco de recuperação do desenvolvimento. A atenção excessiva nestas questões pode levar à perda do panorama geral de que este é apenas um passo no progresso gradual da criança.

É a transição de uma criança com atraso do desenvolvimento afetado por alterações do ácido propiónico para uma criança que já não está afetada pelo ácido propiónico.

DESFASAMENTO COMPORTAMENTO-IDADE

Os pais devem antecipar que, geralmente, durante a recuperação, a maturidade emocional da criança não corresponde à sua idade física.

Podem ter uma criança com autismo de 6, 12, ou 24 anos que se comporta como uma criança de 2 anos. Os pais devem fazer o seu melhor para serem pacientes durante esta etapa difícil porque, em poucos meses, uma criança que se comportava como uma criança de 2 anos, pode começar a comportar-se como se tivesse 3 ou 4 anos.

Depois, em poucos meses, podem progredir para um comportamento de 5 a 6 anos. E por aí adiante.

O meu paciente de 23 anos que aprendeu a falar depois de oito meses no protocolo começou por se comportar como uma criança de 3 anos. Os pais relatavam que era assim desde os 4 anos de idade, quando se comportava como uma menina pequena.

Contudo, em seis meses, as birras pararam e a paciente começou a falar e comportar-se como uma menina de 5 anos (brincar com bonecas, partilhar brinquedos, etc.).

As crianças com autismo têm a capacidade de recuperarem o desenvolvimento numa taxa de dois a três meses por cada mês civil em que a inflamação é reduzida, mas a maturidade emocional pode melhorar intermitentemente.

OBSTIPAÇÃO, STIMMING E DISFUNÇÃO AUTÓNOMA

O sistema nervoso autónomo (SNA) é uma grande porção do sistema nervoso que controla e coordena a função de todos os órgãos, a produção hormonal e a maioria do sistema imunitário.

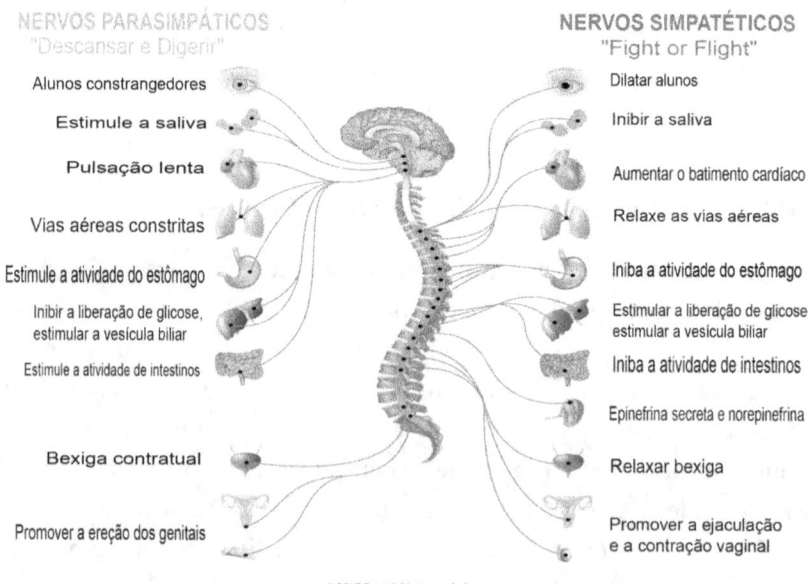

NERVOS PARASIMPÁTICOS
"Descansar e Digerir"

Alunos constrangedores
Estimule a saliva
Pulsação lenta
Vias aéreas constritas
Estimule a atividade do estômago
Inibir a liberação de glicose, estimular a vesícula biliar
Estimule a atividade de intestinos
Bexiga contratual
Promover a ereção dos genitais

NERVOS SIMPATÉTICOS
"Fight or Flight"

Dilatar alunos
Inibir a saliva
Aumentar o batimento cardíaco
Relaxe as vias aéreas
Iniba a atividade do estômago
Estimular a liberação de glicose, estimular a vesícula biliar
Iniba a atividade de intestinos
Epinefrina secreta e norepinefrina
Relaxar bexiga
Promover a ejaculação e a contração vaginal

© 2017 Patrick M. Nemechek

O mesmo processo inflamatório que previne o desenvolvimento adequado do cérebro também previne a reparação cerebral dos danos anos sistema nervoso autónomo que ocorre em contusões da cabeça, traumas emocionais intensos, ou traumas inflamatórios de cirurgias, testes de alergias ou reações adversas a vacinas.

A deterioração residual de lesões antigas junta-se à deterioração de novas lesões, num processo conhecido como Traumatismo Crânio-encefálico Cumulativo (TCEC).

Os traumatismos crânioencefálicos cumulativos acabam por levar a uma deterioração suficiente do sistema nervoso autónomo para que a criança comece a experienciar sintomas.

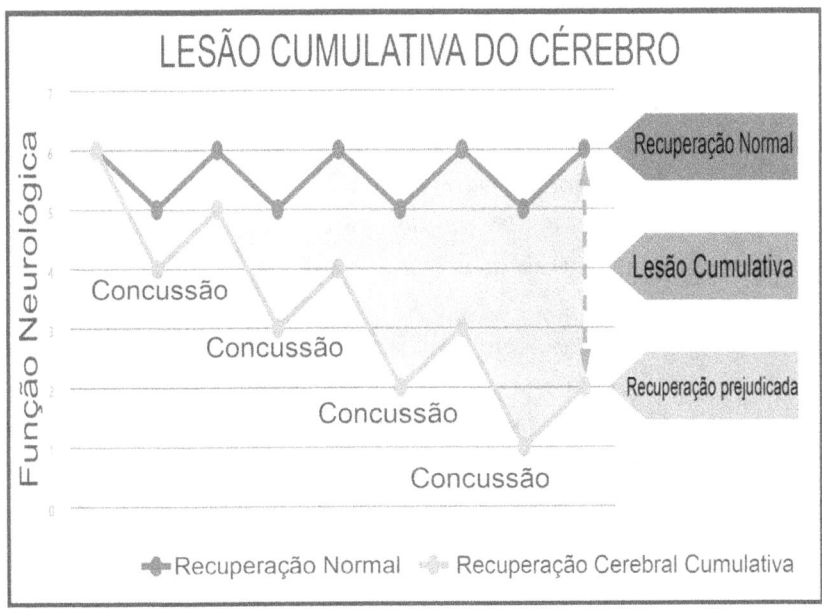

Um problema muito comum após a reversão do supercrescimento bacteriano é o aparecimento de obstipação nas crianças. O cérebro controla o movimento do trato digestivo, como uma esteira transportadora, através do sistema nervoso autónomo.

De um ponto de vista autónomo, a obstipação corresponde à incapacidade do sistema nervoso de empurrar os conteúdos fecais na esteira transportadora.

Compreender os mecanismos que movimentam o trato digestivo ajuda os pais a compreenderem as alterações nos seus filhos durante o tratamento do supercrescimento bacteriano. O supercrescimento bacteriano pode levar a obstipação ou diarreia (maior taxa de produção fecal), ou ambos.

Se uma criança apresentar uma taxa aumentada de produção fecal por supercrescimento bacteriano (ex. diarreia) com uma propulsão fecal desadequada causada pelos danos ao sistema nervoso autónomo (ex. obstipação), poderá parecer que tem um padrão fecal normal.

O s pais não compreendem que este padrão normal pode resultar de dois desequilíbrios opostos.

É por isso que, assim que o supercrescimento bacteriano é restaurado e corrigido com inulina ou rifaximina, a obstipação da criança parece 'ser causada por' estes tratamentos de forma súbita.

Mas na verdade, o que acontece é que a diarreia é resolvida, destacando o problema neurológico subjacente (obstipação) de forma mais óbvia.

O problema neurológico subjacente (obstipação) é algo que melhora gradualmente, à medida que o paciente toma o óleo de peixe e AVE e reduz os óleos ómega-6 diligentemente.

Estas ferramentas simples e eficazes do Protocolo Nemechek™ transformam a micróglia do paciente para o modo de reparação, reduzindo a inflamação cerebral e estimulando a produção de células-tronco de forma estável.

Então, a reparação do sistema nervoso autónomo também começa a sério. É a melhoria na função do sistema nervoso autónomo que permite que a esteira transportadora do sistema digestivo se mova naturalmente de novo.

Felizmente, o sistema nervoso é capaz de recuperar, desde que a inflamação cerebral seja adequadamente controlada com óleo de peixe, AVE, redução dos ómega 6 e estimulação do nervo Vago quando necessário.

ANSIEDADE, STIMMING E DISFUNÇÃO AUTÓNOMA

Outro problema comum da disfunção do sistema nervoso autónomo está na incapacidade da criança de regular adequadamente a pressão sanguínea e o fornecimento de oxigénio ao cérebro, o que é conhecido como hipoperfusão cerebral.

Os baixos níveis de oxigénio no cérebro pela hipoperfusão cerebral são causas comuns de dores de cabeça, tonturas, vertigens, aumento da fome ou sede, baixa concentração, fadiga crónica e ansiedade nas crianças.

Às vezes, os baixos níveis de oxigénio no cérebro podem causar um rápido aumento na hormona do stress chamada noradrenalina. A noradrenalina é a principal hormona de "lutar ou fugir" do corpo, que tem origem no ramo simpático do sistema nervoso autónomo.

A liberação desta hormona pode fazer com que as crianças se tornem agressivas, irritáveis, fisicamente violentas ou ansiosas, apavoradas e sobrecarregadas.

Em algumas crianças, este aumento da noradrenalina também pode resultar num aumento temporário no comportamento auto-estimulante (*stimming*) e repetitivo, acessos de raiva e apego excessivo.

Eu vejo festes problemas frequentemente nos meus pacientes com disfunção autónoma. Aumentar a hidratação do meu paciente ou aumentar a ingestão de sal na dieta pode ajudar com alguns dos seus sintomas mais brandos de oxigénio no cérebro.

Os sintomas de baixo nível de oxigênio no cérebro e explosões emocionais podem ocorrer quando as crianças estão paradas por longos períodos.

Exemplos comuns disso são agir de maneira agressiva (bater, gritar ou morder) no autocarro escolar, no carro ou na sala de aula.

Algumas formas simples de impulsionar a pressão arterial e o transporte de oxigénio para o cérebro incluem permitir que a criança se movimente para que os músculos contraiam e empurrem o sangue para cima, contra a gravidade. Isto é possível pedindo à criança que se levante, caminhe ou ande de bicicleta.

Para casos mais graves que não são controláveis pelo sal, hidratação e atividade física, recomendo uma avaliação por um neurologista ou médico com experiência no tratamento de pacientes com disfunção do sistema nervoso autónomo. Existem medicamentos que podem aumentar a pressão arterial e ajudar a desligar esses sintomas.

Com o tempo, à medida que o cérebro se recupera, esses medicamentos podem ser diminuídos à medida que o sistema nervoso autónomo danifica os reparos.

SUPLEMENTOS E PRESCRIÇÃO DE MEDICAMENTOS

Acredito que uma criança que está sob a supervisão direta de um médico que prescreve medicamentos e suplementos deve sempre consultar o médico prescritor sobre todos os medicamentos e outros produtos que a criança recebe.

Nenhum medicamento ou suplemento prescrito deve ser reduzido ou interrompido sem a permissão e sob a direção daquele médico.

Também acredito que as crianças estão a ser sobrecarregadas com um número excessivo de suplementos para o stress oxidativo, defeitos mitocondriais, digestão, biofilme, supercrescimento fúngico e outros distúrbios metabólicos geneticamente induzidos.

Embora muitos desses suplementos possam ter melhorado alguma coisa, não têm um impacto significativo no padrão geral de supercrescimento bacteriano, sintomas de lesão cerebral e disfunção do sistema nervoso autónomo, que são características-chave do autismo e do atraso no desenvolvimento.

O Protocolo Nemechek™ não recorre a estes produtos porque testemunho resultados positivos sem eles.

N a minha experiência, os produtos não resolvem os problemas. Se pudessem ter corrigido os problemas, eles teriam corrigido os problemas.

Isso porque esses tipos de produtos apenas abordam os efeitos a jusante de um problema muito maior e preponderante da inflamação metabólica.

A inflamação metabólica é o termo usado para descrever os amplos efeitos adversos que a elevação crónica de citocinas pró-inflamatórias tem sobre a função celular. A inflamação metabólica deve ser persistentemente reduzida para que ocorra uma melhoria celular duradoura.

Frequentemente falo de inflamação metabólica como se fosse a água que inunda um vale porque a represa a montante está quebrada e não detém a água. Quando a barragem quebra, as casas e os campos a jusante da barragem são inundados pelo fluxo excessivo de água.

A água no meu exemplo destina-se a representar a libertação maciça de citocinas pró-inflamatórias associadas ao supercrescimento bacteriano e ao desequilíbrio dietético dos ácidos gordos ómega 3 e ómega 6.

C ertos esforços, como colocar sacos de areia em volta de uma casa ou bombear água para fora de um porão, podem trazer algum benefício para a área alagada, mas não resolvem o problema que é a barragem quebrada.

Os sacos de areia e as bombas de água são semelhantes a muitos dos suplementos utilizados para resolver a disfunção mitocondrial ou a depleção de antioxidantes.

O verdadeiro problema permanece. A barragem deve ser reparada e, quando isso ocorrer, os sacos de areia e as bombas já não são necessários.

Quando ocorre uma redução na inflamação metabólica com o Protocolo Nemechek™ nos meus pacientes, I vejo desaparecer a necessidade de suplementos para a disfunção mitocondrial e depleção dos antioxidantes.

Aviso:

Relativamente aos medicamentos ou suplementos sujeitos a receita médica (ex. leucovorina), os pacientes nunca devem reduzir ou interromper os tratamentos sem consultarem o médico prescritor.

UMA TAXA ALTA DE ÓMEGA 3 E BAIXA DE ÓMEGA 6 É O MAIS IMPORTANTE

O aspeto mais importante na redução da toxicidade dos ácidos gordos ómega 6 parecer estar no equilíbrio relativo das taxas dietéticas de ómega 6 e ómega 3.

É a soma das taxas de ómega 6 e ómega 3 em todos os alimentos que conta, e não se um alimento em específico contém ómega 6.

Os nossos antepassados ingeriam um rácio 1:1 de ómega 6 e ómega 3. Ao longo da história, este rácio manteve os nossos cérebros e sistemas nervosos saudáveis e capazes de recuperação.

O corpo humano funciona melhor com um rádio de ómega 6 e ómega 3 de cerca de 1 - 2.5 de ómega 6 para 1 ómega 3 (1-2.5:1). Hoje, a nossa ingestão estimada de ómega 6 é de 20 vezes a ingestão de ómega 6 (20:1).

O consumo de óleo de peixe e AVE e a eliminação de óleos ómega 6 da dieta são suficientes para normalizar o rácio prejudicial.

COMPREENDER A TERMINOLOGIA BACTERIANA

A nossa compreensão acerca da diversidade dos micróbios que vivem no trato intestinal humano está em rápido crescimento, e algumas expressões (disbiose, SCBID e supercrescimento bacteriano) podem parecer semelhantes, apesar de serem ligeiramente diferentes.

A disbiose é o termo geral que designa qualquer alteração na flora intestinal. Não se aplica especificamente apenas às bactérias, mas pode referir-se aos vírus, protozoários e arqueobactérias.

Além do desequilíbrio de um tipo ou espécie de microrganismo, a disbiose também pode representar a ausência de uma determina espécie que normalmente habita no trato intestinal humano. A extinção ou perda de espécies é designada por uma baixa biodiversidade.

O SCBID (supercrescimento bacteriano do intestino delgado) implica que o paciente tem um supercrescimento de bactérias que geralmente produzem hidrogénio ou metano quando alimentadas com açúcar, o que é demonstrado num teste do ar expirado.

O SCBID também pode designer uma concentração anormalmente alta das bactérias numa cerca quantidade de fluidos retirados do intestino delgado. Conseguir uma amostra de fluido intestinal é um processo médico complicado realizado em instalações de investigação.

E ste procedimento, que requer um endoscópio longo, apresenta a concentração de bactérias no intestino delgado. É considerado o teste "padrão de excelência" para determinar o supercrescimento bacteriano.

É importante notar que um paciente pode ter supercrescimento bacteriano neste teste de concentração, mas ter um teste do ar expirado negativo.

Neste contexto, a expressão "supercrescimento bacteriano" implica um crescimento excessivo de bactérias no intestino delgado, independentemente do resultado do teste do ar expirado.

No meu consultório, parei de usar o teste do ar expirado para o SCBID nos meus pacientes para determinar o supercrescimento bacteriano, porque falsos positivos e falsos negativos tornando-o clinicamente inútil.

Também parei de usar os testes do ar expirado para o SCBID devido à sua falta de correlação o teste de concentração do intestino delgado.

Não recomendo que os meus pacientes realizem o teste da concentração porque é caro, relativamente indisponível, e desnecessário para conseguir melhorias no Protocolo Nemechek™.

Por definição, todas as crianças com autismo têm supercrescimento bacteriano. Então, por que realizar um teste quando já sabemos a resposta?

A minha experiência mostrou-me que, se pretender restaurar a capacidade do cérebro para se reparar e restaurar a poda neuronal, devo procurar reverter o nível de supercrescimento.

Para reverter os efeitos prejudiciais do autismo, o equilíbrio bacteriano deve ser restaurado. Caso contrário, as crianças não melhoram.

O EQUÍVOCO DE ALIMENTAR AS "BACTÉRIAS MÁS" E OS FUNGOS, O RECEIO DA INULINA

É difícil imaginar as centenas de milhares de bactérias nos nossos tratos digestivos que causam tantos problemas aos nossos cérebros e corpos. As questões comuns dos pais dos meus pacientes resumem-se a confirmar se a inulina alimenta ou não as 'bactérias más' e os fungos.

A inulina é uma fibra pré-biótica segura que produz o reequilíbrio bacteriano, redução do ácido propiónico e da inflamação, permitindo que a criança se torne mais aleta e recomece o processo de poda e desenvolvimento neuronal.

Geralmente recomendo aos meus pacientes pediátricos que comecem com a inulina porque é eficaz, barata e não precisa de prescrição médica. A inulina está disponível através de vários fabricantes internacionalmente.

A inulina também é apelativa como uma fibra natural, preferida por muitos pacientes que receiam usar mais antibióticos.

Se os pais dos meus pacientes se preocuparem com a inulina pelo medo das "bactérias más", recomendo que usem a rifaximina, eliminando completamente o supercrescimento bacteriano.

Isto afasta a questão das bactérias "boas" e "más" que parece afastar algumas pessoas do meu regime. Nas crianças, a rifaximina parece funcionar tão bem quanto a inulina.

A conclusão de que o aumento do *stimming*, a redução do sono ou o aumento da ansiedade resultam da inulina que alimenta as bactérias "más", como a *Klebsiella*, são preocupações óbvias para estes pais.

Não estou a dizer que é impossível, mas não acredito que seja o caso com a inulina. Não vi nenhuma indicação de que a inulina aumente o supercrescimento bacteriano em nenhum dos meus pacientes. Creio que existem várias razões para tal.

A primeira razão está no fato de o principal efeito da inulina estar no lúmen do intestino delgado, onde as bactérias digerem a inulina através de um processo conhecido como fermentação.

O principal efeito é a produção de uma cadeia de ácidos gordos de cadeia curta, conhecidos como ácido butírico. Apenas pequenas quantidades de inulina passam através do cólon.

A segunda razão para eu não acreditar que a inulina alimenta as bactérias más ou os fundos está no fato de que um aumento significativo das bactérias patogénicas, ou um supercrescimento das bactérias, causaria quase indubitavelmente um aumento da diarreia, frequência fecal, dores abdominais, refluxo e eczema.

Não vejo essas reações nos meus pacientes. Na verdade, vejo uma reversão complete dos sintomas com o uso da inulina.

Se os sintomas intestinais (não neurológicos ou comportamentais) piorassem com a inulina, provavelmente recomendaria a descontinuação da inulina e prescreveria rifaximina para o meu paciente.

Lembre-se, o desenvolvimento de obstipação com a inulina é um sinal de uma disfunção subjacente do sistema nervoso autónomo e das lesões cerebrais cumulativas que geralmente revertem alguns meses depois de um regime diligente de óleo de peixe e AVE e da redução dos óleos ómega 6 dietéticos.

A terceira razão para eu não acreditar que a inulina alimenta as bactérias más ou os fundos é que o ácido propiónico tem um efeito sedativo nas crianças, quase como se estivessem a tomar *Valium* ou *Xanax*. Por isso, quando a inulina reverter o supercrescimento bacteriano e os níveis de ácido propiónico diminuírem, vejo as crianças a saírem do estado de estupor.

O comportamento diferente durante ou após o período de despertar é o resultado de anormalidades de desenvolvimento pré-existentes e subjacentes, lesões cerebrais cumulativas e disfunção autonómica.

Eu não acredito que o comportamento deles seja um efeito tóxico da inulina, já que tenho visto esses comportamentos melhorarem ou pararem com o tempo enquanto o paciente toma inulina de forma contínua.

A quarta razão para eu não acreditar que a inulina alimente as bactérias patológicas ou os fundos é que a deteção de tais bactérias, como a *Klebsiella*, nas fezes (uma amostra de bactérias do cólon, não do intestino delgado) não sugere que essas bactérias estejam presentes no intestino delgado, onde a inulina tem o seu principal efeito.

A deteção de bactérias patogénicas, como a *Klebsiella pneuomiae* ou a *Clostridium difficle* são comumente encontradas em pacientes assintomáticos e são basicamente inofensivas. O seu crescimento é monitorizado por um equilíbrio adequado das outras bactérias, o que é suportado com a inulina.

Além disso, alguns pacientes preocupam-se com o crescimento excessivo de *Candida*. Acredito que a Candida e outros fungos habitam o trato intestinal, mas estudos aprofundados recentes demonstram que o supercrescimento fúngico não ocorre no autismo.

Os sintomas que foram atribuídos erroneamente à Candida ou aos fundos são consequências do supercrescimento bacteriano.

Finalmente, apesar de as observações de melhorias clínicas depois da redução de açúcar (como GF/CF, FODMAPS, GAPS) serem verdadeiras, também são atribuídas erroneamente aos fundos, ao invés do supercrescimento bacteriano, para o qual termos evidências.

SINTOMAS INTESTINAIS E EXAMES DE FEZES

Quando as crianças estão com problemas intestinais ocasionais, considero sempre se algo mais comum pode ter causado os sintomas intestinais. As coisas que considero incluem uma infeção viral, uma lesão, uma reação adversa à vacina ou comida contaminada.

Reações a esses tipos de coisas devem se resolver dentro de uma a duas semanas, sem necessidade de descontinuar a inulina.

Elimino sempre os probióticos – exceto os iogurtes -, os suplementos digestivos, os multivitamínicos, os remédios de ervas e as comidas fermentadas nos meus pacientes no Protocolo Nemechek™.

Ocasionalmente, os meus pacientes podem desenvolver alguma diarreia, fezes moles ou um filme oleoso nas fezes. Essas coisas geralmente ocorrem por dois motivos.

A primeira razão é que o trato intestinal é ferido ou stressado pelo supercrescimento bacteriano. O trato intestinal começará a reparar-se dentro de duas a três semanas após o início da inulina.

Os meus pacientes não precisam de nenhum suplemento especial de "cura intestinal" ou dietas especiais para essas questões.

A segunda razão é que os intestinos não estão habituados a absorver os tipos de óleos usados no Protocolo Nemechek™. O trato intestinal altera a sua capacidade de absorver óleos, dependendo da quantidade de óleos na dieta do paciente.

Para melhorar a absorção dos óleos nos meus pacientes, começo por diminuir as quantidades de óleo de peixe e AVE para uma dose menor que não lhes cause problemas.

Então, aumento gradualmente a dose, um pouco a cada semana, até alcançar a dose completa em cerca de três a quatro semanas.

Geralmente explico aos meus pacientes e clarifico que não existem "efeitos dos fungos" ou "comportamentos dos fungos". A crescente investigação científica demonstra que não existe supercrescimento fúngico em crianças com autismo.

Ao comparar crianças com autismo e crianças sem autismo, os estudos do microbioma demonstram consistentemente níveis suprimidos de *Bifidobacterium* e níveis aumentados de bactérias *Lactobacillus*, com níveis semelhantes de fundos e outras bactérias.

Por muitos anos, os sintomas e problemas em adultos e crianças que se consideravam resultar dos fungos tinham, na verdade, origem maioritariamente no supercrescimento bacteriano.

O exame de bactérias e fungos nas fezes é comumente realizado por outros profissionais e eu alerto os meus pacientes para a sua interpretação.

Uma amostra fecal vem do colon, que contém uma combinação de bactérias e fungos muito diferente do intestino delgado, onde o supercrescimento bacteriano geralmente ocorre. As informações sobre as bactérias no colon distal não são particularmente úteis para determinar a situação do intestino delgado.

Em raras ocasiões, os parasitas (protozoários ou helmintos) são detetados na amostra fecal. Estes podem ter de ser tratados, dependendo do organismo encontrado, da natureza dos sintomas do paciente e dos potenciais efeitos adversos do tratamento.

O RISCO DOS TESTES DESNECESSÁRIOS

Ao chegarem ao meu consultório, muitos dos meus pacientes foram enganados, cobrados valores excessivos, e até lesados física e emocionalmente por exames laboratoriais (enzimas, intolerâncias alimentares, metabólitos, painéis genéticos) e físicos (tomografias computorizadas, ressonâncias magnéticas, EEG, etc.) excessivos e desnecessários.

Em vez de gastar tempo com os pacientes a realizar um exame físico e histórico adequado, a era moderna da medicina tem visto uma dependência excessiva do pedido de uma ampla variedade de testes para ajudar a determinar a causa dos sintomas do paciente.

O método tradicional e mais eficaz de diagnósticos em medicina é um histórico e exames detalhados para determinar a causa mais provável dos sintomas de uma pessoa.

Como médico de medicina interna, eu aprendi, e acredito, que um clínico não deve pedir nenhum exame até que tenha determinado uma ou duas condições que provavelmente são responsáveis pelos sintomas do paciente. Quaisquer testes que sejam executados devem ser específicos para confirmar ou descartar essas condições.

As grandes panóplias de exames devem ser evitadas para limitar as despesas e confusão no tratamento do paciente. E certos testes como as colonoscopias, as ressonâncias magnéticas ou os EEG podem provocar stress emocional na criança.

Os testes que requeiram anestesia geral também podem representar uma oportunidade para o agravamento ou recaída do super-crescimento bacteriano.

Os amplos painéis de testes para coisas aleatórias que não mudam o curso terapêutico do paciente também devem ser evitados. A pergunta que faço é se o resultado do teste mudará o curso do tratamento que prescrevo.

Parte do meu trabalho é ter a certeza de que os testes vão mudar o resultado do atendimento antes de expor os meus pacientes a um potencial trauma.

RESTRIÇÕES ALIMENTARES

Eu não proíbo qualquer alimento na dieta dos pacientes que trato com o Protocolo Nemechek™, a não ser os alergénios (amendoins, nozes, etc.) e intolerâncias óbvias (quando o leite causa diarreia, etc.)

Os benefícios que ocorrem nos pacientes com autismo quando iniciam uma dieta que restringe os hidratos de carbono (GAPS, FODMAPS, glúten, caseína, etc.) são resultado de uma diminuição relativa e inespecífica na carga bacteriana total no trato intestinal.

A maior parte das bactérias intestinais prolifera-se a partir dos hidratos de carbono, e uma redução da contagem bacteriana ocorre com uma redução dos hidratos de carbono dietéticos.

Se uma criança esteve numa dieta restritiva de qualquer tipo antes de iniciar o Protocolo NemechekTM, é normal reintroduzir os alimentos proibidos algumas semanas após o início da toma de inulina ou após o tratamento com rifaximina.

Os alimentos que podem ter causado uma reação alérgica severa são exceção, como é o caso dos amendoins. Estes alimentos nunca devem ser reintroduzidos. Se existirem questões acerca da gravida de reações alimentares passadas, recomendo que os progenitores conversem com o médico de família.

Infelizmente, muitas crianças desenvolvem os seus padrões limitados de preferências alimentares, o que pode ser frustrante e preocupante para os pais.

Com o tempo, este problema resolve-se gradualmente, mas pode levar meses até que as preferências alimentares sejam ampliadas.

A intolerância ao glúten ocorre devido a uma reação inflamatória anormal contra o glúten. Esta reação inflamatória é o resultado de uma fraqueza parassimpática do sistema nervoso autónomo e não está relacionada com a translocação bacteriana (intestino poroso).

Felizmente, já testemunhei que, à medida que o cérebro da criança começa a recuperar, o sistema nervoso autónomo recupera, e a intolerância ao glúten é corrigida, sem a necessidade de uma dieta isenta de glúten.

FISIOTERAPIA, TERAPIA OCUPACIONAL E TERAPIA DA FALA

Não creio que exista qualquer problema em manter qualquer forma de terapia durante o tratamento com o Protocolo Nemechek™.

Na verdade, a fisioterapia, a terapia ocupacional promove a neuroplasticidade, que é o processo através do qual o cérebro desenvolve novas vias neuronais para desempenhar determinadas tarefas e acelerar a recuperação geral.

MONITORIZAR OS NÍVEIS DE ÁCIDO PROPIÓNICO

Embora existam testes disponíveis que possam medir os níveis de ácido propiónico na corrente sanguínea e na urina, não existem padrões definidos que possamos usar para determinar se um nível é muito alto ou baixo.

Além disso, há uma variedade de variantes metabólicas do ácido propiónico (3HHA, 3HPA, HPHPA) e ninguém sabe realmente se podem ou não ser usadas como marcadores para o autismo.

Se alguma criança apresentar características que sugiram o autismo, qualquer distúrbio do espetro, AD/ADHD, um distúrbio do humor, ou qualquer forma de atraso do desenvolvimento, eu coloco-a no Protocolo Nemechek™ porque, com qualquer dos diagnósticos nomeados, o paciente tem um bom prognóstico de melhoria ou recuperação, independente do resultado do teste do ácido propiónico.

Se consultar o meu fluxograma *"Autism and Other Childhood Developmental Disorders: The Steps to Recovery"*, o quarto gráfico do Capítulo 3, verá que a micróglia alterada e a inflamação debilitam a poda sináptica e previnem a reparação das lesões neuronais em crianças com problemas não relacionados com o autismo (atraso no desenvolvimento, PHDA, distúrbios do humor) e em crianças com autismo ligeiro a grave.

Já sabemos que a criança não-autista não terá os efeitos do ácido propiónico, ao contrário da criança com autismo. O meu tratamento é igual para ambas as crianças, com ou sem a presença do ácido propiónico.

Considere o exemplo de uma criança com um grave atraso do desenvolvimento causado por um supercrescimento bacteriano que não produz ácido propiónico.

Os seus resultados analíticos do ácido propiónico seriam normais (ou negativos), mas o atraso no desenvolvimento melhoraria após o reequilíbrio das bactérias intestinais e dos ácidos gordos ómega.

O ASTERISCO GENÉTICO NA RECUPERAÇÃO

O asterisco genético para a recuperação no Protocolo Nemechek™ está nos genes que podem ter sido ativados pelos altos níveis de citocinas pro-inflamatórias, e o que os genes ativados podem fazer à disfunção neurológica do cérebro da criança.

O ambiente inflamatório que impede a poda sináptica normal e a recuperação da lesão cerebral também pode desencadear a litania de genes encontrados no autismo.

As citocinas inflamatórias anormalmente produzidas pela mãe afetam o sistema nervoso da criança dentro do útero. E, então, o desequilíbrio das bactérias intestinais da criança, bem como as fontes alimentares altas em ómega-6, continuam a estimular o processo inflamatório na criança após o nascimento.

Essas citocinas inflamatórias são o processo primário pelo qual os genes dentro do DNA que estiveram adormecidos por milhares de anos nos ancestrais da criança são finalmente ativados, começam a alterar o funcionamento das células e contribuem para a variedade geral de características neurológicas e comportamentais que se manifestam no autismo.

Muitas crianças com autismo são frequentemente submetidas a testes genéticos para determinar o diagnóstico do distúrbio do desenvolvimento. Mas demonstrar que há um gene para uma condição em particular não significa que esteja necessariamente ativo.

Um exemplo comum é que muitas pessoas com olhos castanhos podem carregar um gene para olhos azuis. Têm o gene, mas não foi ativado. Estimativas recentes sugerem que apenas 20% dos pacientes podem exibir características relacionadas com genes anormais.

Se um indivíduo carregar um gene para uma condição particular, não é uma garantia de que o gene está ou será ativado, porque grande parte da ativação é dependente da cascata de inflamação.

Também existem evidências adicionais de que uma redução significativa na cascata inflamatória pode resultar na desativação de um gene.

A OUTRA CRIANÇA NA FAMÍLIA

O desequilíbrio nas bactérias intestinais de uma criança tem origem na linhagem materna a família. A maioria dos meus pacientes apresenta um histórico familiar que sugere que a disbiose intestina começou algumas gerações anteriores à criança com autismo.

A combinação bacteriana herdada da mãe é ainda mais perturbada por antibióticos, conservantes, pesticidas e depois transmitida aos seus filhos. O processo continua quando as crianças são novamente expostas aos mesmos agentes disruptores.

A menos que a mãe de uma criança autista tenha sido tratada para supercrescimento bacteriano (rifaximina, inulina, terapia bacteriana), é muito provável que as crianças nascidas após a criança com autismo também tenham supercrescimento bacteriano, e sejam suscetíveis à micróglia alterada cronicamente inflamatória e prejudicial.

"O que fazer?" é a questão de um milhão de dólares neste momento.

A ameaça das lesões da vacina é real, assim como o perigo de não ser vacinada contra o sarampo, uma doença potencialmente letal e infeciosa para a qual não temos tratamento.

É importante perceber que são as bactérias intestinais instáveis que desencadeiam a cascata, resultando em autismo, muitos distúrbios do desenvolvimento, bem como lesões cerebrais cumulativas.

A vacinação é apenas um dos vários eventos que podem levar uma "mistura bacteriana não saudável, mas ainda não autista", a uma "mistura completa de indução de autismo por inflamação e produção de ácido propiónico".

Além das vacinas, os antibióticos, as cirurgias, anestesias, concussões, infeções intestinais por parasitas ou vírus podem empurrar a mistura bacteriana para o modo de autismo também.

A exposição do seu filho a um desses eventos deve ser cuidadosamente considerada em relação ao risco de agravar as bactérias intestinais em direção ao autismo.

Por exemplo, diria que a maioria das crianças precisa de antibióticos para pneumonia, mas muitos não precisam para um prurido no nariz que persiste há duas semanas.

E da mesma forma, algumas vacinas são mais críticas do que outras. A vacina VASPR protege contra doenças incapacitantes e fatais, enquanto a vacina contra a varicela tem muito menos impacto na sobrevivência.

A credito que praticamente todas as crianças beneficiam do meu protocolo. O protocolo protege aqueles com desequilíbrio bacteriano leve de desenvolver um leve problema do desenvolvimento ou PHDA, dores de cabeça ou depressão mais tarde na infância.

E, como está é eficaz para reverter algumas das características do autismo, pode ser forte o suficiente para diminuir o risco de desenvolver autismo nas crianças com um desequilíbrio bacteriano mais grave.

Obviamente, a questão de vacinar ou não o seu filho não deve ser tomada de ânimo leve. Eu recomendo discutir estas questões com seu médico antes de decidir evitar ou atrasar a vacinação.

8

RECONHECER E GERIR A LIBERTAÇÃO
DO ÁCIDO PROPIÓNICO

M anter uma saúde de ferro nas crianças, tal como nos adultos, pode envolver ter de lidar com novas lesões e com recaídas no supercrescimento bacteriano.

Como já foi explicado neste livro, o autismo, os distúrbios do desenvolvimento e as lesões cerebrais cumulativas (PHDA, hiperatividade, ansiedade, cefaleias, etc.) requerem uma inflamação descontrolada e a alteração da micróglia do supercrescimento bacteriano do intestino delgado.

E no caso do autismo, como a quantidades excessiva de ácido propiónico é um fator fundamental na saúde da criança, é a minha primeira preocupação quando tomo conhecimento de uma recaída nos meus pacientes.

N a minha experiência, desde que o supercrescimento seja controlado com uma dose diária de inulina ou revertido com um tratamento de rifaximina, e desde que a inflamação do paciente seja controlada adequadamente com doses adequadas de ácidos gordos ómega-3 e ómega-9 e a eliminação simultânea dos ácidos gordos ómega-6, os sintomas do autismo, distúrbios do desenvolvimento e lesões cerebrais cumulativas melhoram gradualmente com o tempo.

Mas em certas ocasiões, testemunhei recaídas onde os sintomas do autismo ou das lesões cerebrais cumulativas voltaram.

As recaídas podem ocorrer quando o nível de ácido propiónico aumenta e/ou o nível de citocinas pró-inflamatórias aumenta significativamente.

Causas de recaída:

1. Maior produção de ácido propiônico
2. Aumentar a produção de citocinas pró-inflamatórias

A boa notícia é que, por vezes, esses cenários são evitáveis, identificáveis e temporários, e geralmente não resultam numa perda significativa da recuperação conseguida até então, se forem geridos de forma atempada e adequada.

Este capítulo do livro vai abordar a gestão das recaídas sintomáticas causadas pela toxicidade do ácido propiónico. Os problemas relacionados com recaídas inflamatórias serão discutidos no seguinte capítulo.

A RECAÍDA DO ÁCIDO PROPIÓNICO OCORRE NOS PACIENTES COM UM DIAGNÓSTICO PRÉVIO DE AUTISMO

A produção de ácido propiónico é um processo que não pode ser completamente desligado, visto que as bactérias que geralmente residem no colon produzem naturalmente ácido propiónico.

Por isso, não é algo que podemos "consertar", mas que devemos "controlar" na criança. Por isso, há sempre o risco da toxicidade do ácido propiónico se algo perturbar o equilíbrio da flora intestinal.

As recaídas causadas por um aumento no ácido propiónico ocorrem quando o supercrescimento bacteriano no intestino delgado piora e as bactérias começam a libertar quantidades excessivas do ácido propiónico.

O retorno do supercrescimento bacteriano é permanente ou temporário, dependendo do método terapêutico usado para o controlo.

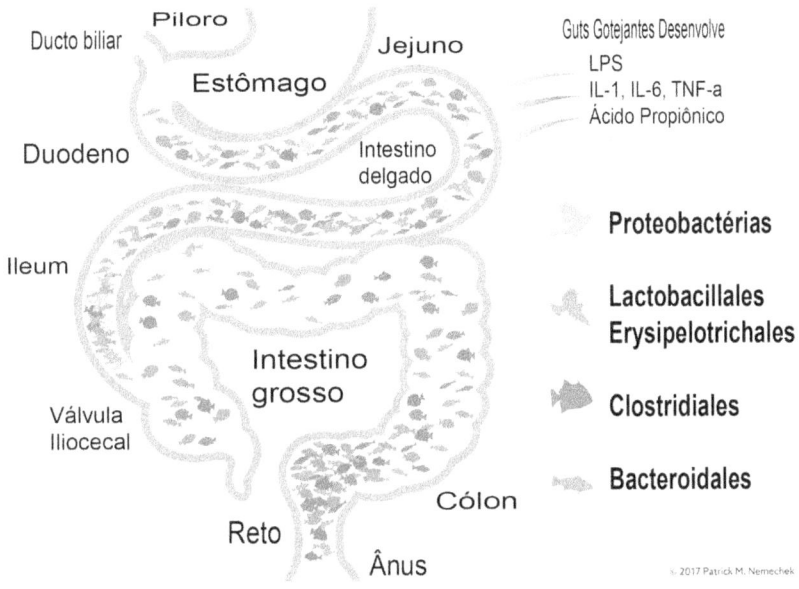

Acredito que a recaída resultante do supercrescimento bacteriano é temporária se o paciente mantiver uma suplementação diária de inulina, visto que a inulina continua a nutrir as bactérias saudáveis, enquanto os pacientes anteriormente tratados com rifaximina geralmente experimentam uma recaída permanente que requer o mesmo tratamento para limpar as bactérias invasoras.

Este tipo de recaída geralmente só ocorre em crianças, adolescentes ou jovens adultos que já tiveram autismo.

Como regra geral, a recaída do ácido propiónico não ocorreria em pessoas diagnosticadas apenas com um distúrbio do desenvolvimento ou lesões cerebrais cumulativas e sem histórico de autismo.

RECONHECER OS SINTOMAS E TIMING DA RECAÍDA DO ÁCIDO PROPIÓNICO

Na minha experiência, os sintomas da recaída do ácido propiónico ocorrem geralmente uma a duas semanas após o evento prejudicial à saúde do paciente.

Dentro deste período, a criança exibirá uma diminuição do funcionamento cognitivo e neurológico à medida que os níveis de ácido propiónico aumentam a partir do supercrescimento bacteriano.

A criança frequentemente exibe os mesmos padrões de comportamento (perda de contato visual, desconexão do ambiente, níveis de energia suprimidos, etc.) que experimentou antes do controlo do supercrescimento bacteriano com inulina ou rifaximina.

As duas características que distinguem a recaída do ácido propiónico da recaída inflamatória são (1) a rapidez do surgimento dos sintomas, e (2) e o retorno dos comportamentos do autismo.

Visto que o supercrescimento bacteriano é necessário para o aumento dos níveis de ácido propiónico, geralmente existe um evento desencadeante, bem como o retorno dos sintomas intestinais da criança.

Características dos fatores de recaída propiônicos Avid:

1. Início repentino (1-2 semanas)
2. Retorno de comportamentos autistas
3. Ocorre Após um Evento de Disparo
4. Sintomas do retorno do crescimento bacteriano

Visto que o supercrescimento bacteriano é necessário para o aumento dos níveis de ácido propiónico, muitas vezes há um evento desencadeante para o supercrescimento bacteriano e retorno dos sintomas intestinais da criança.

Dentro de um período de uma a duas semanas, as crianças com recaídas do ácido propiónico tornar-se-ão muito mais submissas e retraídas no seu comportamento.

As famílias dos meus pacientes relatam que muitas vezes parecem dormir mais, ter menos contato visual, ser menos interativos e mais temperamentais, ansiosos ou demonstrar raiva.

Às vezes, os sintomas do ácido propiónico podem retornar de forma moderada e, durante uma tarde, podem parecer o comportamento de uma criança ou adolescente saudável apenas cansado ou de mau humor naquele dia.

O ponto importante é que os sintomas da recaída propiónica persistirão por mais do que uma tarde ocasional.

Por outro lado, as recaídas dos níveis elevados de citocinas pró-inflamatórias são sutis (menos foco e concentração, mais ansiedade, inquietação e fome) e podem levar mais tempo para a família reconhecer.

Essas mudanças sutis geralmente ocorrem um pouco mais tarde, durante duas a seis semanas, antes de serem reconhecidas pela família do paciente e não envolvem os comportamentos autistas anteriores da criança.

Os sintomas da recaída do ácido propiónico só podem ocorrer com o retorno do supercrescimento bacteriano; portanto, o início dos sintomas está frequentemente relacionado a eventos que podem resultar no retorno do supercrescimento bacteriano.

Os eventos desencadeantes óbvios para a recaída do ácido propiónico incluem o uso de antibióticos, cirurgia abdominal, anestesia geral, reação excessiva ou adversa à vacinação, uso potente de antiácidos, colonoscopia, infeções intestinais (virais, bacterianas ou parasitárias), intoxicação alimentar grave ou lesão cerebral.

Eventos desencadeantes para recidiva de ácido propiônico incluem:

1. Antibióticos

2. Probióticos

3. Colonoscopia

4 Anestheisa Geral

5. Cirurgia Abdominal

6. Poisioning de Alimentos ou Comida Tonta

7. Lesão Cerebral (Física ou Emocional)

8. Supressão excessiva de ácido estomacal

9. Resposta Excessiva ou Adversa à Vacina

10. Medicamentos que reduzem a motilidade intestinal

11. Infecção Intestinal (vírus, parasita, bacteriano)

12. Consumo excessivo ou excessivo de álcool

Um estímulo não tão óbvio, mas que eu menciono ao discutir o meu trabalho com pacientes adultos e jovens adultos, é o consumo excessivo de álcool, especialmente de bebidas alcoólicas (mais de 20% de álcool).

Os efeitos neurotóxicos agudos do álcool podem retardar o movimento do trato digestivo e permitir a retomada da migração bacteriana e do supercrescimento bacteriano.

Embora o consumo de álcool possa soar como um assunto difícil de incluir num livro sobre transtornos infantis, a realidade do consumo de álcool por menores e o acesso dos jovens ou adultos jovens ao álcool em casa ou em ambientes sociais podem ser relevantes para sua saúde e risco de recaída do supercrescimento bacteriano.

Se ocorrer uma recaída do ácido propiónico no meu paciente, considerarei um segundo tratamento para o supercrescimento bacteriano, se necessário. No entanto, a inulina contínua ou a rifaximina repetida, por si só, nunca são tratamento suficiente para os meus pacientes manterem o controlo do seu crescimento bacteriano excessivo.

Para mim, é importante procurar determinar a razão da recaída do ácido propiónico. Questiono o meu paciente se todos os aspetos do Protocolo Nemechek™ foram seguidos de forma consistente ou se outros fatores (medicamentos, vitaminas, suplementos, ervas, óleos, chás, etc.) adicionados ou substituídos se desviam do meu Protocolo.

A o longo dos anos, ouvi muitas razões pelas quais não houve uma adesão a 100% ao meu Protocolo, mas basicamente não devem existir dias de folga quando se trata de manter a saúde melhorada.

Muitas vezes ouço falar de férias em família ou de uma semana no acampamento quando todo ou parte do tratamento do paciente (óleo de peixe ou inulina) foi deixado em casa. O desleixo no cumprimento pode ocorrer durante a celebração de feriados ou em ocasiões especiais com alimentos ómega 6.

Também ouvi dizer que, uma vez estabelecida a rotina, a supervisão dos pais reduziu e os pais confiaram no adolescente para se lembrarem de tomar o óleo de peixe.

Por outro lado, a produção de ácido propiónico nunca tira férias ou vai para acampamentos. Não tem feriados e não se esquece de produzir quantidades excessivas sempre que tiver a oportunidade de fazê-lo.

A parte mais fácil do meu protocolo para controlar a toxicidade do ácido propiónico, que é também o aspeto mais difícil, é que as ferramentas nucleares do Protocolo Nemechek™ são tão simples, mas ainda assim requerem consistência, paciência e persistência.

Ajudar os meus pacientes a compreenderem que o óleo de peixe diário e a eliminação de óleos vegetais ómega 6 da dieta é obrigatório para criar a oportunidade para o cérebro mover o trato intestinal de forma mais eficiente para resistir à recaída do ácido propiónico é uma coisa, mas mudar efetivamente cada refeição e nunca esquecer a dosagem diária de um paciente é outra coisa.

Muitos dos pais dos meus pacientes perguntam sobre a alta taxa de recaída espontânea de supercrescimento bacteriano após o uso de rifaximina, como relatado em pacientes com síndrome do intestino irritável (SII).

A recaída espontânea é frequentemente uma consequência da motilidade intestinal retardada da disfunção do sistema nervoso autónomo, que é um aspeto fundamental da fisiopatologia da SII.

D escobri que a recaída do supercrescimento bacteriano nas crianças e adolescentes é, geralmente, pouco comum quando a rifaximina é usada como parte do Protocolo Nemechek™.

Os meus pacientes no Protocolo Nemechek™ experimentam melhorias significativas na motilidade intestinal, porque o meu Protocolo ajuda a reverter a disfunção subjacente do sistema nervoso autónomo.

A razão para esta mudança está na capacidade dos cérebros de promover a motilidade do trato intestinal graças à melhoria na função do sistema nervoso autónomo.

A melhoria da função do sistema nervoso autónomo é a razão pela qual a descoberta do meu tratamento é tão inovadora, e o que define o sucesso do Protocolo Nemechek™ tanto em crianças como em adultos.

COMENTÁRIO IMPORTANTE SOBRE OS ESTÍMULOS PARA A RECAÍDA:

Deixo claro aos meus pacientes que a lista de estímulos não é uma lista de eventos a serem evitados, mas uma lista de eventos a serem reconhecidos como potenciais estímulos em ceras pessoas. Não são estímulos potenciais para a recaída em todas as pessoas, ou em todas as situações.

Existem muitas situações nas quais a saúde e vida da criança são, ou podem ser ameaçadas mesmo se não receberem algo da lista, como antibióticos, vacina ou cirurgia.

Defendo que todos os meus pacientes recebem o tratamento médico apropriado e/ou preventivo que é necessário para atingirem e manterem a sua saúde e segurança.

É importante que os pais debatam com o seu medico a necessidade de exposição do seu filho a qualquer evento potencialmente estimulante, bem como as potenciais consequências negativas da não exposição do filho a tal evento, antes de fazerem a decisão do melhor para a criança.

RECONHECER A RECAÍDA DO SUPERCRESCIMENTO BACTERIANO

Como regra geral, anoto sempre os sintomas intestinais que melhoraram nos meus pacientes após o uso da rifaximina como uma referência para determinar se os sintomas do supercrescimento bacteriano voltaram.

Quando o supercrescimento bacteriano volta, geralmente a função intestinal do paciente piora compara-se aos problemas intestinais e digestivos que experimentavam antes do iniciarem o Protocolo Nemechek™.

Se o meu paciente tinha obstipação e dores abdominais antes de ser tratado com a rifaximina, são esses os sintomas que vão voltar.

Ou se o meu paciente tinha fezes moles (diarreia) e era intolerante a certos alimentos como alface ou bananas, provavelmente esses sintomas vão voltar.

Estar consciente da função intestinal e dos problemas digestivos no caso de uma recaída permite aos pais e médicos reconhecer o retorno dos sintomas e tratar a recaída adequadamente, com o mínimo de regressão neurológica.

E quando a recaída é adequadamente tratada, já testemunhei crianças que restauraram o progresso de saúde rapidamente.

DIFERENÇAS NA RECAÍDA DO ÁCIDO PROPIÓNICO NOS PACIENTES TRATADOS COM INULINA VS. RIFAXIMINA

A principal diferença que vi na recaída do ácido propiónico entre as crianças tratadas com inulina e as crianças, adolescentes ou adultos tratados com rifaximina é o que precisa ser feito para restaurar o controlo do supercrescimento bacteriano e suprimir a produção de ácido propiónico após um recaída.

Os meus pacientes tratados com inulina recuperam espontaneamente após qualquer um dos eventos acima, desde que continuem com a suplementação diária de fibra de inulina pré-biótica.

A inulina não perde a eficácia e a dose prévia de inulina é tipicamente adequada para restaurar o controlo bacteriano.

O meu paciente pode ter uma supressão transitória ou alteração no funcionamento neurológico, conforme descrito nos capítulos anteriores, resultado do aumento do ácido propiónico, mas esses problemas normalmente recuperam dentro de uma semana ou mais depois do evento ofensivo ser resolvido, tratado ou completado.

Se isso não ajudar o meu paciente, tenho visto que um ligeiro aumento na sua dose diária de inulina geralmente melhora a situação.

Meus pacientes que são crianças, adolescentes ou adultos que eu já tratei com rifaximina e que sofrem recaída de ácido propiónico normalmente precisarão recuar com rifaximina novamente.

A dose de rifaximina que eu uso com uma recaída é a mesma que usei inicialmente para conseguir a reversão do supercrescimento bacteriano.

Semelhante aos meus pacientes que estão em tratamento contínuo com inulina, a recuperação da toxicidade do ácido propiónico após o retratamento com rifaximina é bastante rápida, com o paciente geralmente retornando à linha de base neurológica pré-evento frequentemente dentro de uma a duas semanas após a conclusão da rifaximina.

Além disso, o retratamento com rifaximina frequentemente tem menos efeitos colaterais do que o que meu paciente pode ter experimentado durante o tratamento inicial.

Acredito que menos efeitos colaterais durante o retratamento podem ser devido à melhora da motilidade intestinal como resultado da melhora do sistema nervoso autónomo.

E felizmente, ao contrário de outros tipos de antibióticos, o retratamento com rifaximina não parece alterar a mistura global de bactérias intestinais e o desenvolvimento de resistência microbiana à rifaximina é um fenómeno muito raro.

RECAÍDA DO ÁCIDO PROPIÓNICO EM CRIANÇAS QUE ULTRAPASSARAM O BENEFÍCIO DA INULINA

Já mencionei as minhas observações de que os meus pacientes pediátricos entre 10 e 13 anos de idade e adolescentes podem não responder à supressão bacteriana com inulina diária tão bem quanto crianças com menos de 10 anos de idade.

As razões científicas para isso não são claras, mas, do ponto de vista prático, é por isso que recomendo rebalancear as bactérias intestinais com rifaximina em pacientes idosos que não responderam à inulina e em todos os adolescentes e adultos.

O limiar de idade que parece afetar a resposta de um paciente à inulina levanta uma questão hipotética: "Uma criança que já teve uma boa resposta à inulina pode superar o efeito pré-biótico da inulina terapêutica à medida que envelhece e sofre uma recaída propiónica?".

Por outras palavras, se uma criança teve uma excelente resposta com o Protocolo Nemechek™ usando a inulina aos 8 anos de idade, mais tarde na adolescência pode sofrer uma recaída que não é controlada com inulina?

Acredito que isso seja possível, mas, até o momento, não tive nenhum paciente tratado com inulina que tenha superado o bene-fício da inulina pré-biótica.

Se isso acontecer, o meu palpite é que se apresentará da seguinte forma: a criança foi bem controlada com a inulina no Protocolo Nemechek™ e sofre uma recaída por um dos eventos mencionados previamente.

Mas, em vez de simplesmente se recuperar logo após o evento desencadeante da recaída, a criança não recupera ou obtém a progresso de saúde com o uso contínuo de inulina.

Se isso acontecer, e nenhum suplemento tiver sido adicionado e todos os fatores do Protocolo Nemechek™ tiverem sido cumpridos, antecipo que poderei ter de tratar a criança com rifaximina.

Indicação:

Monitorize as alterações neurológicas mais do que as alterações fecais.

Quando procure sinais de recaída do ácido propiónico num paciente, busco principalmente alterações e retrocessos na função neurológica.

Parece existir uma sobrevalorização geral na frequência e qualidade da produção fecal nas crianças. Se formos examinar as fezes de um adulto todos os dias, não só o paciente se sentiria avaliado em excesso, como observaríamos uma variedade de alterações fecais que não teriam qualquer significado.

Eu informo os meus pacientes que é mais importante monitorizar alterações na função cerebral do que observar alterações na casa de banho.

Os sintomas intestinais por si só não significam que a produção excessiva que ácido propiónico foi retomada.

9

RECONHECER E GERIR AS RECAÍDAS INFLAMATÓRIAS

A minha primeira preocupação quando testemunho um relapso dos sintomas dos pacientes é a possível ocorrência da recaída do ácido propiónico.

A minha segunda preocupação está na possibilidade de a origem dos sintomas ser uma recaída inflamatória.

Causas de recaída:

1. Maior produção de ácido propiônico
2. Aumentar a produção de citocinas pró-inflamatórias

Tal como um aumento na produção de ácido propiónico, um aumento nas citocinas pró-inflamatórias também é evitável, geralmente facilmente reconhecível e temporária, e frequentemente não resulta em perdas significativas da recuperação atingida, se abordada atempadamente.

Este capítulo ira abordar a gestão das recaídas sintomáticas causadas por um aumento dos níveis de citocinas pró-inflamatórias.

O agravamento dos sintomas causado por um aumento da toxicidade do ácido propiónico foi abordado num capítulo anterior.

O EFEITO DO PROTOCOLO NEMECHEK™ NA INFLAMAÇÃO

Da perspetiva inflamatória, o Protocolo Nemechek™ resulta em três alterações fisiológicas principais que permitem que a poda neuronal induza o desenvolvimento e a reparação as lesões cerebrais cumulativas.

Em primeiro lugar, o Protocolo Nemechek™ reduz a produção de citocinas pró-inflamatórias do supercrescimento bacteriano e da ingestão desequilibrada do rácio de ómega-6 para ómega-3 na dieta do paciente.

Em segundo lugar, o Protocolo Nemechek™ reduz o stress inflamatório causado por quantidades excessivas de ácidos linoleicos, araquidónicos e palmíticos presentes nos alimentos processados.

E em terceiro lugar, o Protocolo Nemechek™ altera o estado de ativação da micróglia-M1 do seu estado inflamatório e produtor de citocinas para a micróglia-M2 anti-inflamatória associada à libertação de citocinas anti-inflamatórias (IL-10, TGF- β1) e à reparação das células cerebrais danificadas.

Benefícios Inflamatórios do Protocolo Nemechek

1. Equilibra Ômega-6 a Ômega-3 Ácidos Graxos

2. Reduz o Impacto dos Ácidos Linoleico, Araquidônico e Palmítico na Dieta

3. Deslocamentos M1-Microglia para o Anti-inflamatório M2-Microglia Comportamento

RECONHECER A RECAÍDA POR NÍVEIS ELEVADOS DE CITOCINAS PRÓ-INFLAMATÓRIAS

Como foi abordado previamente, uma recaída causada por níveis elevados de ácido propiónico acontece quando o supercrescimento bacteriano no intestino delgado ocorre novamente e as bactérias começam a libertar quantidades excessivas de ácido propiónico.

Os níveis de ácido propiónico aumentam bruscamente e resultam na recidiva rápida do seu comportamento.

Contudo, o retorno dos sintomas de uma recaída inflamatória que tenho visto nos meus pacientes é claramente diferente.

A diferença mais importante é que a recidiva inflamatória ocorre mais lentamente, muitas vezes ao longo de um período de duas a seis semanas, ao contrário da recidiva do ácido propiónico, que ocorre rapidamente em apenas uma a duas semanas.

A natureza característica da recidiva inflamatória está relacionada aos sintomas da disfunção do sistema nervoso autónomo subjacente do paciente que vinha melhorando e não está necessariamente relacionada aos sintomas da toxicidade do ácido propiónico.

Características da recidiva da citocina inflamatória:

1. Início lento (2-6 semanas)
2. Retorno lento da disfunção autonômica
3. Pode ocorrer depois de um evento de trilhar
4. Não necessariamente associado ao supercrescimento bacteriano

Os estímulos para as recidivas inflamatórias são eventos que causam um aumento nos níveis de citocinas pró-inflamatórias no cérebro.

As citocinas pró-inflamatórias mais comumente ligadas à deterioração da função neurológica são IL-2, IL-6 e TNF-alfa.

Estas citocinas são segregadas no fenómeno "leaky gut" ('intestino poroso') que ocorre com o supercrescimento bacteriano.

Mas, ao contrário da recidiva clínica da toxicidade do ácido propiónico, um agravamento dos sintomas de um aumento nas citocinas pró-inflamatórias não requer necessariamente o supercrescimento bacteriano.

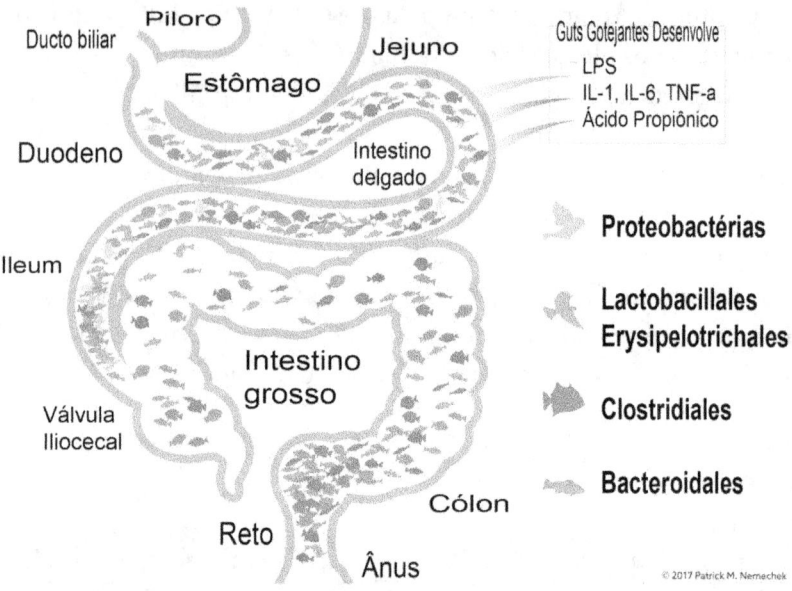

Embora o supercrescimento bacteriano possa contribuir tanto para a recidiva do ácido propiónico quanto para a recidiva inflamatória, a fonte de citocinas pró-inflamatórias que causam uma recaída inflamatória pode vir de uma variedade de fontes (discutidas abaixo) tanto dentro quanto fora do sistema nervoso central.

Alguns dos eventos estimulantes são curtos por natureza e os efeitos adversos são transitórios, desde que o paciente mantenha a adesão ao Protocolo Nemechek™.

Exemplos de estímulos inflamatórios de curto prazo são fraturas, estados infecciosos agudos (sinusite, infeção do trato urinário), estresse da cirurgia abdominal ou torácica, reações adversas ou excessivas à vacinação e outras infeções.

Eventos de Recaída Inflamatória de Curto Prazo:

1. Fraturas
2. Pneumonia
3. Infecção Viral
4. Infecções do Trato Urinário
5 Sinus / Infecção do Ouvido Médio
6. Cirurgia Abdominal ou Torácica
7. Reacções de Vacinação Excessivas ou Adversas

Outros tipos de eventos podem levar à produção a longo prazo de níveis aumentados de citocinas pró-inflamatórias.

Exemplos de eventos que podem alimentar o aumento de citocinas pró-inflamatórias do paciente incluem o aumento da inflamação que resulta do retorno do supercrescimento bacteriano intestinal, a não adesão à sua dose diária de inulina (se aplicável), da mudança para uma baixa qualidade óleo de peixe ou azeite que já não protege ou repara as células e o desenvolvimento de uma desordem autoimune (Hashimoto, Crohn, Psoríase).

Além disso, a exposição crónica ao fumo passivo ou fumaça de diesel, deficiência grave de vitamina D, doença periodontal e infeções crónicas (hepatite, HIV, parasitas intestinais) também podem contribuir para recaídas a longo prazo.

Eventos de Recaída Inflamatória a Longo Prazo:

1. Doença Periodontal (Gum)
2. Deficiência grave de vitamina D
3. Retorno do supercrescimento bacteriano
4. Infecção Crônica (Hepatite, HIV)
5. Desenvolvendo um Transtorno Auto-Imune
6. Uso de óleo de peixe de baixa qualidade ou EVOO
7. Adição de um auxílio probiótico ou digestivo
8. Exposição crônica a fumaça de tabaco / diesel
9. Não-adesão à insulina, óleo de peixe ou EVOO

O agravamento dos sintomas do aumento de citocinas pró-inflamatórias pode ocorrer em qualquer paciente que esteja a recuperar de um distúrbio de desenvolvimento ou que tenha dano cerebral residual (disfunção do sistema nervoso autónomo, depressão crónica, PSPT) de lesões cerebrais físicas, emocionais ou inflamatórias prévias lesão cerebral).

SINTOMAS DA RECAÍDA PELO AUMENTO DA INFLAMAÇÃO

Os sintomas que as crianças experimentam podem ser atribuídos à toxicidade do ácido propiónico, atraso no desenvolvimento e lesão cerebral acumulada.

Os sintomas que vejo nos meus pacientes pela toxicidade do ácido propiónico são os comportamentos regressivos e sedativos, frequentemente relatados pelos pais logo após um episódio regressivo clássico (perda de contato visual, fadiga, comportamentos repetitivos, apetite alterado).

Os sintomas associados ao atraso do desenvolvimento que vejo

nos meus pacientes envolvem desenvolvimento neuronal inadequado, levando a dificuldades sensoriais, de fala ou motoras.

E os sintomas associados ao traumatismo crânioencefálico cumulativo (TCEC), estão frequentemente envolvidos com a disfunção de
sistema nervoso autónomo, mas também podem envolver regiões do
cérebro que lidam com a função emocional e vestibular.

PPA Toxicidade	Atraso de desenvolvimento	CBI
Loos de contato ocular	Transtorno do Processamento Sensorial	Ansiedade, Stimming
Auto-isolamento	Disfunção motora	Fome Aumentada
Fadiga	Atraso de fala prejudicada	ADD, ADHD, PTSD
Preferência alimentar limitada		Hiperatividade
Comportamentos Repetitivos		Problemas de bexiga
		Depressão crónica

Curiosamente, quando vejo pacientes experimentarem uma
recaída puramente inflamatória (significando que não há supercrescimento bacteriano e nenhum aumento de ácido propiónico), os
sintomas que pioram tendem a ser os sintomas associados à lesão
cerebral acumulada e não os que refletem os problemas prévios de
desenvolvimento..

Com os pacientes com atraso do desenvolvimento, a melhoria
sintomática associada à renovação da poda neural é vista na maturação cerebral, depois de começarem a trabalhar comigo no Protocolo Nemechek™.

As crianças e os adolescentes começam a avançar de um ponto de
vista neurológico e do desenvolvimento. A função emocional, social,
sensorial e física começa a alcançar a idade cronológica.

E talvez a coisa mais inspiradora no processo de reparação cerebral que testemunho nos meus pacientes seja que, uma vez que a

poda e maturação neural tenham ocorrido, geralmente não podem ser revertidas por uma recidiva inflamatória.

Se os meus pacientes tiverem superado o atraso do desenvolvimento e tiverem aprendido certas capacidades sociais, ou tiverem aprendido a falar mais claramente, geralmente não experimentam uma deterioração dos ganhos no desenvolvimento com o relapso inflamatório.

Não só estas crianças não deterioram ao ponto anterior à recuperação, mas as famílias também compreendem melhor o processo de reparação e que o processo de recuperação ainda está a caminho.

Os sintomas predominantemente associados à recaída inflamatórias estão relacionados com as lesões cerebrais cumulativas adjacentes que estão no processo de reparação.

Usando um aforismo, a recaída inflamatória consiste num cenário "3 passos para a frente, 1 passo para trás", consistindo basicamente de ganhos graduais (em frente), com potenciais recaídas da lesão cerebral cumulativa (para trás), após um evento de recaída inflamatória a curto ou a longo prazo.

A recuperação dos danos do sistema nervoso autónomo causados pelas lesões cerebrais cumulativas é vista pela redução na hiperatividade, fome excessiva, ansiedade ou agressão espontânea, *stimming*, marcha na ponta dos pés, fadiga crónica e uma melhoria no foco e na atenção.

Durante uma recaída inflamatória, são os sintomas da disfunção no sistema nervoso autónomo que retornam gradualmente ao normal ao longo de várias semanas se os níveis de citocinas inflamatórias se mantiverem cronicamente elevadas.

Por exemplo, se o meu paciente tiver melhorias ao nível da hiperatividade, ansiedade e fome excessiva no Protocolo Nemechek™ e depois, por alguma razão, a suplementação com óleo de peixe for interrompida ou a marca for alterada para um produto fraudulento ou de pior qualidade, as citocinas inflamatórias podem voltar.

Nesse exemplo, a redução ou a falta dos nutrientes essenciais ómega 3 do óleo de peixe resulta numa elevação constante e crónica das citocinas pró-inflamatórias no cérebro e, nas seguintes duas a seis semanas, deve ocorrer um retorno gradual da hiperatividade, ansiedade e fome excessiva da criança.

Por isso, para reconhecer os sinais e sintomas de qualquer tipo de recaída nos meus pacientes, penso primeiro nos sintomas (1) da toxicidade do ácido propiónico, (2) do atraso do desenvolvimento e (3) das lesões cerebrais cumulativas, como três problemas diferentes com cronogramas e sintomas que são únicos para cada processo cerebral que pode estar envolvido.

ÀS VEZES AS RECAÍDAS NÃO FAZEM SENTIDO

Mesmo como um profissional experiente, às vezes há situações clínicas em que não consigo perceber se o meu paciente está a passar mal por uma recaída de ácido propiónico, exigindo outra ronda de rifaximina, ou uma simples recaída inflamatória que pode exigir apenas um aumento na dosagem de óleo de peixe.

A primeira coisa que faço é verificar se algum probiótico foi adicionado aos suplementos ou alimentos do meu paciente. Embora eu entenda que alguns pacientes tiveram algum benefício com os probióticos no passado, assim que o supercrescimento for revertido com inulina ou rifaximina, observo que os mesmos probióticos pioram significativamente a condição do paciente.

A segunda coisa que faço é rever o histórico do paciente para confirmar se alguma dieta, medicamento ou suplemento foi adicionado ao Protocolo Nemechek™ ou se uma dosagem foi alterada sem a minha aprovação. Por vezes, os efeitos secundários inesperados de outras coisas podem simular as recaídas inflamatórias e do ácido propiónico.

Se foi adicionado algo novo, ou se as doses foram alteradas, considero a interrupção da dieta, medicamento ou suplemento por parte da família, e recomendo a retoma à dosagem prévia para ver os sintomas desaparecem.

E finalmente, se os sintomas não melhorarem após várias semanas, e se nenhum dos problemas acima se aplicam ao paciente, geralmente reequilibro o trato intestinal com outra dose de rifaximina ou considero fazer uma alteração da inulina para a rifaximina.

Seguir esta abordagem passo-a-passo geralmente ajuda-me a resolver o mistério das recaídas inflamatórias inexplicáveis.

ATENÇÃO:

Nunca interrompa ou altere a dosagem de qualquer medicamento com prescrição médica sem discutir primeiro os potenciais riscos com o médico prescritor.

10

OPORTUNIDADES POTENCIAIS PARA A PREVENÇÃO

A gora que descobri um processo que pode reverter ou melhorar as principais características do autismo e outros distúrbios pediátricos do desenvolvimento, considero se o mesmo processo poderá ser usado de forma potencialmente preventiva.

Se puder fazer diferença nas crianças de hoje, que tal fazer diferença nas crianças de amanhã?

A redução da inflamação e do supercrescimento bacteriano podem ser elementos chave na prevenção de mitos distúrbios do desenvolvimento na infância.

No caso do autismo, o primeiro desafio está na prevenção da produção excessiva do ácido propiónico pelo supercrescimento bacteriano, visto ser uma característica patológica única que distingue a maior parte dos casos de autismo de outros distúrbios.

Se conseguirmos manter um equilíbrio saudável das bactérias intestinais na criança, sem supercrescimento e sem produção excessiva de ácido propiónico, as principais características que distinguem o autismo do atraso do desenvolvimento e lesões cerebrais cumulativas não ocorreriam presumivelmente.

U m equilíbrio saudável das bactérias intestinais também preveniria o vazamento dos lipopolissacarídeos (LPS) na circulação sistémica e no sistema nervoso central.

A prevenção do vazamento dos LPS (também conhecido por translocação bacteriana ou intestino poroso) também pode prevenir mais dois eventos patológicos:

1. Produção de citocinas pró-inflamatórias no intestino delgado
2. Desenvolvimento de micróglia M1 alteradas e promotoras de inflamação (glóbulos brancos do SNC)

As citocinas pró-inflamatórias e a micróglia M1 só servem para retardar a poda neural normal (um fator causador de atraso do desenvolvimento), maximizar a deterioração e prevenir a recuperação completa das lesões cerebrais comuns na infância.

N este capítulo, incluí as recomendações que ofereço aos meus pacientes, que abordam potenciais métodos para limitar reduzir o risco de a criança desenvolver um supercrescimento de bactérias intestinais, e consequentemente limitar o risco de desenvolver autismo, atraso do desenvolvimento e lesões cerebrais cumulativas.

Nenhuma das minhas possíveis sugestões de prevenção neste capítulo são "comprovada" no sentido em que foram realizados ensaios clínicos em humanos.

As minhas teorias vêm de minhas experiências e observações depois de tratar adultos de todas as idades, crianças com autismo e atrasos do desenvolvimento, e mulheres antes e depois da gravidez com o Protocolo Nemechek™.

Todos os pacientes sofriam os efeitos nocivos da inflamação, supercrescimento bacteriano e disfunção do sistema nervoso autónomo.

Fui capaz de reverter ou melhorar muito o crescimento bacteriano em mães em idade fértil e crianças de todas as idades, portanto há um potencial razoável de que os mesmos métodos que previnem o supercrescimento bacteriano também possam prevenir ou limitar o desenvolvimento do autismo, assim como o atraso do desenvolvimento e lesão cerebral cumulativa, uma vez que são comumente consequência do supercrescimento bacteriano.

E esses distúrbios infantis são muito diversos por natureza, como podem ser alguns dos fatores complicadores que surgem durante a gravidez.

Todos os leitores deste livro que estão a aprender sobre as modalidades de tratamento e sugestões que eu dou aos meus pacientes devem discutir completamente todas e quaisquer dessas possíveis modalidades de tratamento e sugestões com os seus profissionais de saúde antes de iniciar qualquer um deles com qualquer pessoa ou a qualquer momento, antes da gravidez, durante a gravidez ou após o parto.

O incumprimento em informar o seu médico responsável de todos os medicamentos, suplementos, ervas e intenção de seguir qualquer programa de tratamento, hábitos alimentares, etc., pode confundir o quadro clínico para o seu médico e até mesmo causar uso de medicamentos, efeitos ou complicações desnecessários.

CONSIDERAÇÕES ANTES DA GRAVIDEZ

As mulheres que consideram engravidar devem compreender que as citocinas pró-inflamatórias (IL-1, IL-6, TNF-alfa) produzidas no seu organismo conseguem atravessar a placenta e potencialmente prejudicar o bebé.

As citocinas pró-inflamatórias são capazes de afetar o normal desenvolvimento cerebral e ativar genes no ventre e após o nascimento.

Após o nascimento, eles podem até ser capazes de causar novas mutações no DNA da criança. Essas citocinas também estão associadas ao aumento de complicações na gravidez, como aborto espontâneo e eclâmpsia.

Aconselho as minhas pacientes que consideram engravidar que procurem normalizar o estado inflamatório do seu organismo. O Protocolo Nemechek™ para a Recuperação Autonómica (para adultos) foi projetado para reduzir especificamente os níveis excessivos de citocinas pró-inflamatórias de forma a melhorar ou restaurar a disfunção do sistema nervoso autónomo.

E sperar até que uma mulher engravide antes de iniciar o processo de redução geral da inflamação não é uma boa estratégia, pois pode levar três meses ou mais para atingir um estado mais baixo ou normal de citocinas inflamatórias.

Da mesma forma, esperar até que uma mulher engravide antes de iniciar o processo de gestão do supercrescimento bacteriano também não é uma boa estratégia, porque a suplementação de inulina prébiótica demora tempo para ter resultados.

A rifaximina que receito aos meus pacientes adultos para reverter o supercrescimento bacteriano intestinal não é uma opção de tratamento, uma vez que não é aprovado para uso durante a gravidez ou a amamentação.

A redução da inflamação geral antes da gravidez pode melhorar as taxas de fertilidade e pode possivelmente limitar complicações como pré-eclâmpsia e aborto durante a gravidez.

A redução da inflamação também pode melhorar a saúde do sistema nervoso autónomo da mãe, bem como a resiliência para o esforço e potenciais lesões do parto.

Acredito que garantir a ausência do supercrescimento bacteriano significativo de uma mulher e a suplementação da sua dieta com o equilíbrio correto de ácidos gordos ómega 3 e ómega 6 através do Protocolo Nemechek™ contribuem muito para maximizar as chances de uma gravidez saudável e sem complicações.

CONSIDERAÇÕES DURANTE A GRAVIDEZ

A inflamação pode ter um papel no desenvolvimento neurológico da criança antes do nascimento, enquanto se desenvolve no ventre da mãe.

A exposição excessiva do feto a níveis elevados de citocinas pró-inflamatórias é um fator importante que também pode determinar a presença ou o nível de gravidade do autismo ou outro distúrbio do desenvolvimento no nascimento.

As fontes de exposição às citocinas pró-inflamatória durante a gravidez podem incluir o desequilíbrio bacteriano intestinal da mãe, a ingestão inadequada de ácidos gordos ómega-3 e ómega-6, a exposição ao fumo do tabaco, doença periodontal, o consumo excessivo de AGEs (produtos finais de glicação avançada) bem como a disfunção materna do reflexo inflamatório parassimpático-vago do sistema nervoso autónomo.

Após o nascimento da criança, as excessivas citocinas pró-inflamatórias podem causar o distúrbio do processo normal de desenvolvimento neuronal e inibir a reparação do cérebro de lesões comuns que ocorrem por traumas emocionais, físicos, químicos e inflamatórias.

Colonização versus Translocação Bacteriana Durante a Gravidez

O feto em desenvolvimento pode não ter qualquer bactéria nos intestinos enquanto está no ventre por isso não pode desenvolver inflamação da translocação bacteriana antes do nascimento.

O trato intestinal da criança é colonizada com a combinação bacteriana da mão no Nascimento. Por isso, a criança herda a combinação bacteriana da mãe.

Estudos recentes sugerem que a criança irá adotar a combinação bacteriana da mãe, independentemente de um parto vaginal ou cesariana.

Se a mãe tiver uma flora intestinal saudável, a criança será colonizada com uma flora intestinal saudável.

A inflamação excessiva das bactérias intestinais numa criança pode aumentar imediatamente após o nascimento se forem colonizadas por uma mistura não saudável de bactérias intestinais que adotam de sua mãe, ou se sua mistura for interrompida por passar tempo na UCIN ou por receber antibióticos.

Se a mãe tem uma mistura que é propensa ao supercrescimento bacteriano, inflamação e produção de ácido propiónico, a criança nascerá similarmente com supercrescimento bacteriano, inflamação e propensão a produzir ácido propiónico.

O s LPS (lipopolissacarídeos) são moléculas da superfície das bactérias que vazam através do intestino e desencadeiam inflamação num processo conhecido por translocação bacteriana (ou intestino poroso).

Estudos em animais indicam que a translocação bacteriana dos LPS na mãe não provoca inflamação no feto, mas desencadeará um aumento de citocinas pró-inflamatórias dentro da mãe.

Infelizmente, essas citocinas são capazes de atravessar a placenta e alterar o desenvolvimento neurológico da criança, bem como desencadear a variedade de genes que contribuem para a complexidade do autismo e distúrbios do desenvolvimento intrauterino.

Melhorar a Transferência de Ácidos Gordos Ómega 3 no Terceiro Trimestre

A mãe irá transferir metade das reservas ómega-3 para o filho durante o terceiro trimestre da gravidez.

Esta transferência fornece à criança ácidos gordos ômega-3 suficientes para o desenvolvimento neurológico normal durante o primeiro ano de vida.

A melhoria neurológica é tão significativa que o filho de uma mãe suplementada com ácidos gordos ómega-3 do óleo de peixe, em média, terá um Q.I. quase 10 pontos mais alto do que teriam de outra forma.

Mas se a dieta da mãe for baixa em ácidos gordos ómega-3 e alta em inflamação e ácidos gordos ómega-6, a criança pode experimentar um desequilíbrio similar de ácidos gordos durante a transferência do terceiro trimestre.

O desequilíbrio do ácido gordo ómega aumentará ainda mais o nível de citocinas inflamatórias dentro da mãe e da criança e pode prejudicar ainda mais o desenvolvimento normal do cérebro na criança.

A suplementação com azeite extra virgem também pode ajudar a reduzir ainda mais o estado inflamatório da mãe durante a gravidez. O azeite extra virgem contém altas quantidades do ácido gordo ómega-9 chamado ácido oleico. O ácido oleico ajuda a bloquear e reverter o dano inflamatório causado pela ingestão excessiva de ácidos gordos ómega-6 e ácidos gordos saturados, como o ácido palmítico.

Eu normalmente recomendo que as gestantes suplementem com 2.000-3.000 mg de óleo de peixe por dia, e que consumam 2 colheres de sopa de azeite nacional virgem extra certificado.

Muitas regiões do mundo produzem um excelente azeite de alta qualidade localmente, o que é uma escolha ideal para cozinhar, mas devido à alta percentagem de azeite fraudulento importado para os EUA, recomendo que os meus pacientes nos EUA consumam azeites aprovados pelo *California Olive Oil Council* (COOC).

Melhorar a Flora Intestinal Durante a Gravidez

Para melhorar o equilíbrio das bactérias intestinais durante a gravidez, recomendo às minhas pacientes a suplementação fibra de inulina pré-biótica.

A inulina ajuda a melhorar os sintomas intestinais do supercrescimento bacteriano, como a diarreia, azia, náusea e cãibras.

Infelizmente, as opções terapêuticas para a melhoria da flora intestinal estão limitadas à fibra de inulina.

O uso do antibiótico não absorvível rifaximina para reequilibrar as bactérias intestinais não foi estudado adequadamente durante a gravidez e não pode ser recomendado durante a gravidez.

CONSIDERAÇÕES PÓS-PARTO

Maximizar o equilíbrio saudável da flora intestinal e manter um equilíbrio entre os ácidos gordos ómega-3 e ómega-6 é essencial para o normal desenvolvimento cerebral e poda neuronal de lesões cerebrais que podem ocorrer ao longo da via. Visto que a reversão do desequilíbrio intestinal e a restauração do equilíbrio entre os ácidos gordos óega-3 e ómega-6 revertem muitas das características do autismo, gerir estes problemas diretamente podem prevenir o autismo reversivo em algumas crianças.

Se existir alguma suspeita de supercrescimento bacteriano na mãe ou nos irmãos mais velhos (visto que seriam colonizados com a combinação bacteriana da mãe) geralmente recomendo a suplementação das crianças com 1/16 a 1/8 colheres de chá de fibra inulina por dia e 300 mg de ácidos gordos ómega-3 de óleo de peixe.

Quando a criança tiver idade suficiente para comer comida normal, recomendo que a comida seja cozinhada em azeite extra virgem certificado da Califórnia para protegê-la de ácidos gordos ómega-6 tóxicos que inevitavelmente se infiltrarão na sua dieta.

CONSIDERAÇÕES ESPECÍFICAS SOBRE AS VACINAS

Pessoalmente, apoio a vacinação das crianças.

Eu sou apenas contra a vacinação de crianças *quando* elas estão com supercrescimento bacteriano e *quando* elas têm um nível não saudável de citocinas pró-inflamatórias dentro do cérebro.

Como já discuti nos capítulos anteriores, o cérebro pode ser lesado por lesões físicas, traumas emocionais, por exposições químicas ou tóxicas, pela falta de oxigênio e, por um surto de substâncias químicas inflamatórias chamadas citocinas pró-inflamatórias.

Estas citocinas pró-inflamatórias fazem parte do nosso processo de recuperação natural. Por exemplo, esses produtos químicos são liberados com uma reação imunológica saudável desencadeada pela gripe e causam a fadiga e o desconforto muscular que comumente sentimos.

Estas citocinas pró-inflamatórias podem ser libertadas noutras circunstâncias comuns.

Em estudos com animais, cirurgias do abdómen ou do tórax, fraturas de ossos longos, infeções cerebrais e vacinas são todas capazes de interromper a função cerebral devido à liberação de citocinas pró-inflamatórias.

É importante notar que, quando as citocinas pró-inflamatórias lesionam o cérebro de um rato saudável com um equilíbrio bacteriano intestinal normal e ingestões normais de ácidos gordos ómega, o rato é capaz de se recuperar totalmente do stresse inflamatório da vacina em poucas semanas.

Se um rato tem micróglia alterada e níveis aumentados de citocinas pró-inflamatórias de supercrescimento bacteriano, o rato não se recupera completamente e a lesão deixa dano residual para trás (ver artigos de Cunningham no apêndice de referência).

Os danos residuais causados por lesões cerebrais não reparadas contribuem para a lesão cerebral cumulativa que discuti noutra parte deste livro.

As vacinas são projetadas para imitar a exposição a um organismo infecioso, para criar uma reação imune inflamatória protetora.

Para uma vacina ser eficaz, a inflamação desencadeada é uma parte essencial da reação protetora.

Mas, dependendo da saúde do cérebro da pessoa vacinada, o surto inflamatório de citocinas pró-inflamatórias da vacina pode ter consequências não intencionais, como o agravamento do supercrescimento bacteriano, atraso no desenvolvimento ou pode resultar em danos cerebrais cumulativos.

S abendo que o autismo e o atraso no desenvolvimento associado geralmente não podem ocorrer sem os elevados níveis de ácido propiónico e inflamação desencadeada pelo supercrescimento bacteriano do intestino delgado, a questão inevitável torna-se como a reação inflamatória da vacina aumentaria a probabilidade de autismo, distúrbios do desenvolvimento ou lesão cerebral cumulativa?

O debate sobre as consequências diretas e indiretas da vacinação na incidência do autismo em particular tem durado décadas.

A minha opinião pessoal sobre o possível papel das vacinas no desencadeamento do autismo é a seguinte:

O pico inflamatório comumente libertado pelas vacinas pode ser forte o suficiente para interromper temporariamente a função do sistema nervoso autónomo e resultar na desaceleração da motilidade intestinal avançada (peristalse) em indivíduos suscetíveis.

Estudos demonstram que as vacinas são capazes de prejudicar o funcionamento do ramo parassimpático do sistema nervoso autónomo.

A função parassimpática debilitada está associada ao peristaltismo retardado, um fator de risco para o desenvolvimento ou agravamento do supercrescimento bacteriano.

A diminuição do peristaltismo intestinal resultante de outras situações, como anestesia geral, cirurgia abdominal, contusões e distúrbios, como esclerodermia e insuficiência renal, estão todos associados a um aumento do risco no desenvolvimento do supercrescimento bacteriano do intestino delgado.

No meu consultório, observei a recidiva do crescimento bacteriano da vacinação de rotina em vários pacientes adultos sob os meus cuidados.

Se uma criança adquirir uma forma leve de supercrescimento bacteriano da sua mãe ou do uso de antibióticos no início da vida, uma vacinação subsequente pode piorar o supercrescimento bacteriano e estimular a produção excessiva de ácido propiónico, apesar do seu efeito negativo no peristaltismo.

Em indivíduos com micróglia previamente condicionada de supercrescimento bacteriano, o aumento inflamatório adicional poderia retardar ainda mais o desenvolvimento e contribuir com uma pequena quantidade de lesão cerebral cumulativa, já que a micróglia preparada para prevenir a recuperação completa de lesão cerebral relacionada à vacina.

M ais uma vez, pessoalmente, apoio a vacinação de crianças. Eu sou apenas contra a vacinação de crianças quando elas estão com supercrescimento bacteriano e quando elas têm um nível não saudável de citocinas pró-inflamatórias dentro do cérebro.

As questões então é quando deve um paciente receber vacinas que salvam vidas, e como podemos melhorar a saúde do paciente antes e durante tais vacinações.

As vacinas contra o sarampo e muitas outras doenças infantis têm sido um grande sucesso e, sem vacinas, epidemias maciças voltarão a ser a norma mortal.

Como um lembrete geral de saúde, não existem antibióticos para tratar uma criança infetada com sarampo, caxumba, rubéola ou pólio.

Sinto que outra questão importante é o momento das vacinas.

Acredito que atrasar a vacinação das crianças por alguns meses até que as bactérias intestinais e o estado inflamatório tenham sido melhorados com a inulina e os ácidos gordos ômega-3 do óleo de peixe poderiam previsivelmente ajudar seus sistemas nervosos a estabilizar e ajudar a minimizar o risco de desenvolvimento autismo, atraso no desenvolvimento futuro e lesão cerebral cumulativa.

Para explorar possíveis oportunidades preventivas, começo logicamente com as ferramentas nutricionais simples que impactam o autismo existente e os distúrbios da infância e uso-os proactivamente, colocando o bebé ou paciente jovem em inulina diária e suplementação de óleo de peixe.

Equilibrar as bactérias intestinais com 1/16 a 1/4 colher de chá de inulina em pó por dia no paciente com suspeita de supercrescimento bacteriano tem o potencial de diminuir a probabilidade de supercrescimento bacteriano com bactérias produtoras de ácido propiónico resultante da diminuição do peristaltismo.

É a produção repentina de níveis excessivos e altos de ácido propiónico do trato intestinal que saturam o cérebro da criança e explica por que alguns pais relataram que os seus filhos dissiparam num estado de estupor logo após uma vacina.

A produção excessiva de ácido propiónico é a causa do cenário clássico do autismo regressivo.

A lém disso, a suplementação com 300-500 mg de ácidos gordos ómega 3 do óleo de peixe e utilização de azeite virgem extra na cozinha também ajuda a alterar o fenótipo da micróglia no cérebro da criança no fenótipo m2-micróglia que é anti-inflamatório e ajuda a reparar lesões cerebrais.

E se o meu paciente consumir algum tipo de comida processada, sugiro adicionarem uma pequena quantidade de azeite virgem extra, nacional e certificado, à dieta diária, de forma a bloquear os efeitos prejudiciais dos ácidos gordos ómega 6 excessivos.

Aumentar a preponderância da micróglia-M2 reparadora e anti-inflamatória devem permitir que o cérebro da criança recupere completamente de qualquer lesão cerebral inflamatória resultante da vacina.

Equilibrar a necessidade de vacinas com a necessidade de recuperar do supercrescimento bacteriano intestinal e lesões inflamatórias leva-nos à segunda questão do *timing*, que é o potencial cronograma entre rondas de vacinação.

A possível forma que abordaria as vacinas nas crianças suspeitas de terem supercrescimento bacteriano e/ou um nível nocivo de cito-cinas pró-inflamatórias nos seus cérebros seria iniciar uma suple-mentação diária de inulina e óleo de peixe. Se consumirem comidas processadas, a adição de pequenas quantidades de azeite virgem extra, certificado e nacional, para bloquear os efeitos do excesso de ácidos gordos ómega 6.

Depois, após cerca de três meses, esperaria que a inflamação e a função da micróglia melhorarem o suficiente para iniciar a vacinação cum uma única vacina a cada 1 a 2 meses, de forma a minimizar os efeitos inflamatórios de cada exposição.

Eu tenho em mente que o surto de inflamação que é esperado após apenas uma vacina é significativo, e também acho que receber três vacinas num único dia resultaria no efeito cumulativo de três surtos inflamatórios separados.

A vacina VASPR (antissarampo, parotidite e rubéola), por exem-plo, seria idealmente dividida numa vacina antissarampo, depois numa vacina parotidite e finalmente numa vacina contra a rubéola, com uma separação de 1 a 2 meses, dependendo da taxa de recupe-ração individual do paciente.

Parece-me lógico que, ao permitir este período de recuperação e estabilização entre rondas de vacinação, possa continuar com uma vacina a cada um ou dois meses, até que um painel de vacinação completo tenha sido administrado.

Admitem que não existem "estudos duplo-cego controlados por placebo em humanos" para apoiarem as recomendações preventivas contidas neste capítulo.

As minhas recomendações vêm do raciocínio dedutivo e do senso comum de que, se a inulina e o óleo de peixe podem reverter os danos neurológicos subjacentes ao autismo e atraso do desenvolvi-mento, os mesmos tratamentos têm uma boa chance de prevenirem essas condições.

Não antecipo que sejam realizados estudos em humanos ou que sejam escritos artigos brevemente sobre os efeitos benéficos do Protocolo Nemechek™.

Mas a realidade que enfrentamos a nível global é que, de repente, temos uma ou duas gerações de crianças que sofrem de taxas crescentes de autismo e distúrbios do desenvolvimento, até então inexplicáveis.

Estas crianças, e outras ainda por nascer, precisam de ajuda e, pelo sucesso das ferramentas nutricionais simples do Protocolo Nemechek™, acredito ser possível uma abordagem preventiva no futuro.

Como lembrete, nenhuma das minhas possíveis sugestões de prevenção neste capítulo são "comprovadas", no sentido que não foram realizados ensaios clínicos em humanos.

As minhas teorias são empíricas e observacionais, após tratar adultos de todas as idades, crianças com autismo e atrasos do desenvolvimento e mulheres antes e depois da gravidez com o Protocolo Nemechek™.

Todos estes pacientes sofriam de efeitos da inflamação, supercrescimento bacteriano e disfunção do sistema nervoso autónomo.

11

POR VEZES OS MILAGRES ACONTECEM

HISTÓRIAS DE RECUPERAÇÃO

RAPAZ DE 7 ANOS DE IDADE COM ATRASO NO DESENVOLVIMENTO E PERTURBAÇÃO DE OPOSIÇÃO E DESAFIO

Trouxeram-me este rapaz com 7 anos de idade porque os seus problemas comportamentais e de concentração se deterioraram muito e a sua escola primária estava a tentar impedi-lo de entrar no ano seguinte.

Estava a ter problemas significativos com a concentração , distraia-se facilmente, estava excessivamente falador, e argumentativo.

Ele tinha eczema, experienciava dores abdominais frequentes, e alguns períodos febris, e estava muito exigente com a comida. Dois anos antes tinha sofrido uma concussão depois de cair abaixo de um trampolim.

Ele começou com inulina e ácidos gordos ómega-3 de óleo de peixe, e depois de apenas dez dias a mãe da criança relatou que o eczema melhorou bastante e que o menino começou a acalmar-se.

Após seis semanas, o seu desempenho e comportamento escolar

melhoraram significativamente. No entanto ainda estava a passar por algumas dificuldades em interagir-se socialmente.

Após cinco meses, os problemas comportamentais deixaram de ser relatados pela escola e as melhorias no seu desempenho académico o colocaram próximo dos melhores resultados da sua classe.

Após três anos, ele continua bem, contanto que continue com a suplementação com inulina e óleo de peixe.

MENINA DE 5 ANOS DE IDADE COM AUTISMO NÃO VERBAL

Esta menina com 5 anos de idade teve um nascimento sem complicações, mas a mãe, desde muito cedo, percebeu que a filha tinha problemas subtis de comportamento.

Aos 6 meses de idade ela começou a mostrar um atraso substancial. Por essa altura, ela já havia recebido vários tratamentos com antibióticos para infeções no ouvido. Devido a esses tratamentos com antibióticos, ela desenvolveu um grave eczema nas mãos e no rosto (um sinal de desequilíbrio bacteriano intestinal).

Aos nove meses de idade, ela foi submetida à correção de fenda palatina que resultou numa diminuição acentuada do seu funcionamento geral. Ela também desenvolveu refluxo ácido e esofagite eosinofílica.

Aos cinco anos ela estava enfrentando vários problemas e estava sempre faminta e mal-humorada. Ela não sorria.

Após seis semanas de tratamento, apenas com inulina, ela tolerou a transição de volta para a escola sem os colapsos emocionais que costumavam acompanhá-la nas suas mudanças de rotina. O eczema na sua pele melhorou, mas os níveis de fome aumentaram.

O óleo de peixe foi então adicionado ao seu regime e ao longo dos 4 meses seguintes, a sua capacidade emocional e de aprendizagem melhorou consideravelmente. O seu eczema havia desaparecido e a sua fome parecia estar mais reduzida a um nível normal.

Ela começou a falar claramente e parecia estar a "apanhar" algumas palavras novas a cada semana.

Após um ano de terapia, estava academicamente e emocional-mente bem para a idade. Ela ainda tinha problemas de fala ocasionais, mas na maioria das vezes ela era muito conversadora.

Três anos depois, eu e a minha esposa encontramos a família numa loja de ferragens. Ela corria e brincava com os irmãos. A mãe disse que a filha estava "totalmente bem" e que não tinha nenhum problema detetável.

E vimo-la a sorrir.

MULHER DE 23 ANOS COM AUTISMO NÃO VERBAL E SÍNDROME ENNOX-GASTAUT

Tenho visto o potencial incrível da recuperação do cérebro em adultos com autismo, desde que haja tempo necessário para a cura e um esforço consistente e persistente na manutenção do protocolo Nemechek™. Já fiz menção a esta paciente várias vezes, mas uma explicação mais detalhada dos seus avanços contínuos, todos antes considerados impossíveis, deram a mim e ao Jean uma grande esperança para todas as outras crianças com autismo.

Conheci-a em 2015, uma mulher com autismo não verbal de 23 anos com Síndrome de Lennox-Gastaut. Este é um tipo de epilepsia com convulsões fortes ou crises atónicas.

Teve complicações menos graves que exigiram que ela ficasse na UCIN por vários dias após o seu nascimento. Aos dez meses de idade, ela começou a ter espasmos infantis.

Ela, realmente nunca aprendeu a falar, exceto algumas palavras aqui e ali, e, em termos de desenvolvimento, sua mãe diz que as coisas pareceram piorar depois dos quatro anos de idade. Ela era virtualmente incapaz de se comunicar.

Quando a conheci, tinha de seis a oito crises por dia, apesar de tomar vários medicamentos para parar as convulsões. Devido à frequência e severidade violenta das crises, os pais nunca podiam deixá-la sozinha. Até que finalmente a diagnosticaram com o Síndrome de Lennox-Gastaut.

Aos 23 anos de idade, ainda não encarava os pais, não gostava de ser abraçada, não conseguia colorir nem escrever, e sentava-se enco-lhida e a balançar numa cadeira a maior parte do dia.

O seu discurso limitava-se a dizer ocasionalmente o nome Michael, que os seus pais acreditavam ser um amigo imaginário.

Iniciei o meu Protocolo de rifaximina por 10 dias, altas doses de ácidos gordos ómega-3, e fiz com que a mãe começasse a cozinhar com azeite extra virgem da Califórnia.

Em oito semanas, as convulsões caíram de seis/oito por dia, para uma/duas convulsões por dia. A redução foi tão significativa que os pais começaram a deixá-la sozinha no quarto por curtos períodos, sem medo que ela tivesse uma convulsão grave. Desde então começou a sentar-se numa cadeira e a dormir durante a noite.

Após quatro meses de tratamento, ela começou a olhar nos olhos dos pais. Ela começou a tocar nas suas bochechas e lábios como se os estivesse vendo pela primeira vez. Ela também queria ser tocada e abraçada, .

Em sua visita ao consultório de seis meses, ela começou a sorrir para mim e seus ataques diminuíram para um ou dois por semana. Descobrimos que agora ela poderia escrever seu primeiro nome e última inicial (embora nunca tivesse aprendido a escrever) e pudesse desenhar objetos que fossem reconhecíveis.

Na sua visita de seis meses ao consultório, ela começou a sorrir para mim e os seus ataques diminuíram para um ou dois por semana. Descobrimos que já conseguia escrever o seu primeiro nome e a inicial do último (embora nunca tivesse aprendido a escrever) e que também conseguia desenhar objetos que se conseguia reconhecer.

Depois de oito meses, ela começou a falar o básico de espanhol e inglês (ela morava num lar onde se falava as duas línguas), mas emocionalmente estava se comportando como se tivesse três anos de idade. Fazia birras nas mercearias.

Este foi um período difícil para os pais, porque ela era uma mulher adulta que apanhava coisas das prateleiras, de seguida, mandava-as para o chão da loja e chorava porque queria alguma coisa que não podia ter.

Para ultrapassar isso, os pais começaram a comprar os produtos e devolvê-los à loja mais tarde.

Na consulta do décimo oitavo mês, ela já conseguiu falar com clareza frases completas e as crises haviam diminuído para um ou dois por mês (apesar da descontinuação de dois dos quatro medicamentos para convulsões).

Nessa altura ela passava grande parte do dia a brincar de vestir-se com roupas e sapatos, e a mãe avaliava a sua maturidade emocional como sendo de uma criança de cinco ou seis anos de idade.

Na visita do vigésimo sétimo mês, ela continua com uma alta dose de ácidos gordos ómega-3 de óleo de peixe e a mãe continuava a cozinhar com azeite.

Prevejo que ela possa ter recaídas futuramente no caso do crescimento bacteriano intestinal excessivo e eu planeio controlar isso com rifaximina, caso isso ocorra.

12

A ESPERANÇA ESTÁ NO HORIZONTE

O meu exemplo da paciente de 23 anos com autismo não-verbal e Síndrome Lennox-Gastaut ensina-nos que, independentemente da severidade do autismo, e da extensão do atraso na maturação cerebral pelo atraso do desenvolvimento, o potencial para a melhoria e a recuperação mantém-se possível.

O cérebro humano tem uma enorme capacidade de reparação e rejuvenescimento. A micróglia no cérebro prova ser capaz de recomeçar a sua tarefa da poda sináptica-neural, mesmo após muitos anos num estado de paralisação inflamatória.

Basta a redução substancial das citocinas pró-inflamatórias no cérebro para o processo normal de maturação e a reparação cerebral recomeçarem.

Também estamos a começar a compreender que, quando os genes humanos são acionados pela inflamação, podem ser desligados novamente, assim que o ambiente inflamatório no corpo for significativamente reduzido.

Dei a esta mulher e à sua família o mesmo conselho que dou a todos os meus pacientes. Esforçarem-se por serem pacientes, para darem uma chance ao Protocolo Nemechek™ e à minha abordagem geral de redução da inflamação metabólica, e adotarem uma mentalidade maratonista, porque a recuperação cerebral requer tempo e esforço.

E como o caminho para a recuperação médica avança muitas vezes cinco passos e, às vezes, um ou dois passos para trás, comparamos o comportamento de hoje com o comportamento de uma criança meses ou anos antes.

A comparação de hoje com o de ontem servirá apenas para colocar os pais numa montanha russa emocional, e possivelmente poderá levar os pais a tomarem algumas decisões incorretas para seu filho.

O s neurónios no cérebro humano, como o crescimento do seu cabelo, só podem crescer e mudar tão rápido quanto possível.

Todos os meses, o cérebro de uma criança pode alcançar de dois a três meses em desenvolvimento. Isso significa que, para cada ano civil, uma criança em recuperação pode recuperar em dois ou três anos.

Acredito que uma vez que a inflamação é suprimida, tudo o que é necessário para a recuperação contínua é um bom regime sólido de inibição da inflamação e paciência.

Lembre-se, os neurónios do cérebro humano, como o seu cabelo, crescem lentamente e, portanto, a melhoria do seu filho ocorrerá lenta mas consistentemente.

APÊNDICE I – DISFUNÇÃO AUTÓNOMA

AS DOENÇAS MODERNAS SÃO DISFUNÇÕES DO SISTEMA NERVOSO AUTÓNOMO

Compreender se sofre de uma disfunção do sistema nervoso autónomo é geralmente a chave para muitos dos seus mistérios clínicos.

A reversão de uma ampla gama de sintomas, condições e doenças crónicas através do reparo do dano celular, cerebral e do sistema nervoso é uma nova abordagem do corpo à medicina. Para consertar o corpo, devemos consertar o cérebro.

Geralmente as doenças modernas começam com mudanças subtis na forma como o cérebro é capaz de coordenar e regular o nosso corpo. Quando o nosso sistema nervoso autonómico começa a funcionar mal, sentimos dores de cabeça, azia, vertigens e tonturas, ansiedade, ritmos cardíacos anormais ou problemas intestinais. Podemos ir mais vezes à casa de banho, sentir dores ou fadiga crónicas, ou sentir apenas que não estamos bem.

Acordar de manhã, adormecer ou manter o sono durante a noite podem tornar-se uma tarefa mais difícil. Pode não se conseguir concentrar e sentir-se ansioso(a) ou inquieto(a).

O sistema autonómico também controla várias pequenas funções, como a resposta das pupilas a luzes intensas sem óculos de sol, ver ao conduzir durante à noite, transpirar, e regular e temperatura.

Quando o sistema autonómico não funciona bem, pode fazer-nos sentir famintos e contribuir para a obesidade, pela falsa necessidade de petiscar ao longo do dia devido ao que cremos ser sintomas de "açúcar baixo no sangue". Também pode produzir uma fome anormal poucas horas após uma refeição completa e hormonas do stress que contribuem para a gordura abdominal persistente.

A disfunção autonómica precoce em adultos inclui hipertensão, apneia do sono ou insónia e problemas de fluxo sanguíneo cerebral que causam PHDA, tonturas, confusão mental, problemas de memória e ansiedade.

As crianças e os jovens adultos de hoje também experimentam bastantes disfunções autonómicas. São cada vez mais incapazes de recuperarem de concussões, têm problemas digestivos e gastrointestinais, e desenvolvem PHDA, autismo e ansiedade.

Aprender sobre os sinais e etapas da disfunção autonómica pode ajudá-lo a chegar finalmente à causa subjacente de seus problemas médicos e fornecer uma estrutura para recuperar a saúde.

Melhorar e reverter a disfunção autonómica é importante para pessoas de todas as idades, porque quando o mau funcionamento autonómico ocorre por tempo suficiente, a inflamação metabólica resultante ajudará a ativar a predisposição genética da pessoa para a doença.

Combinando meus 30 anos de experiência em medicina interna com análise do sistema nervoso autónomo e um profundo conhecimento da função celular e da inflamação, desenvolvi métodos de tratamento para prevenir, reduzir ou reverter danos agudos e crónicos do sistema nervoso autónomo.

O QUE É O SISTEMA NERVOSO AUTÓNOMO?

O sistema nervoso autónomo é a principal rede de comunicação entre o cérebro e o coração, os órgãos, o trato digestivo, os pulmões e também o sistema imunitário e a regulação hormonal.

Quando este sistema funciona corretamente, é "automáticos" e nem apercebe que ele existe. O sistema abrange quase tudo de errado quando o corpo não funciona "automaticamente" perfeito como deveria.

Os nervos autonómicos são o mecanismo de controlo mestre do cérebro para o corpo. A autonomia não é uma nova área da medicina, mas até recentemente a autonomia só era explorada em pesquisas e laboratórios, mais fascinantes de se ver do que na prática no combate a doenças comuns ou complexas.

Os ramos autonómicos também eram muito complexos para serem testados em ambientes regulares em pacientes ambulatoriais, e os médicos não sabiam como repará-los uma vez quebrados. Mas agora os avanços tecnológicos estão disponibilizando testes autonômicos em consultórios médicos regulares como o meu, e descobri métodos de tratamento para melhoria autonômica ou reparo sem medicações de longo prazo.

O sistema autonómico controlam todos os órgãos do corpo, como o coração, a bexiga, o estômago, os intestinos e os rins. É como o cérebro regula sua pressão arterial, açúcar no sangue, ciclos de sono, sistema imunológico e hormônios.

O sistema autónomo também controla muitas funções menores, como a dilatação das pupilas, os soluços e a adrenalina que produz pesadelos. As funções corporais básicas em que ninguém pensa até começarem a funcionar mal.

O sistema autónomo também coordena a emotividade e quão intensamente reagimos aos fatores stressantes, e está ligado aos danos celulares que criam ansiedade, depressão, PSPT e distúrbios autonómicos.

COMO FUNCIONA O SISTEMA NERVOSO AUTÓNOMO?

O sistema nervoso autonómico comunica e coordena o estado metabólico das células no corpo humano através de dois ramos principais. Um dos ramos é o sistema nervoso simpático e o outro é o sistema nervoso parassimpático.

Basicamente, o ramo simpático é responsável pelo gasto energético ("lutar ou fugir") e o ramo parassimpático é responsável pela conservação e restauração de energia ("descansar e digerir").

O ramo simpático controla a resposta do organismo ao stress, à dor e ao frio. O ramo parassimpático controla o estado de repouso do corpo após uma refeição, durante a noite, o trato digestivo, o armazenamento de nutrientes, as respostas imunitárias e a cura.

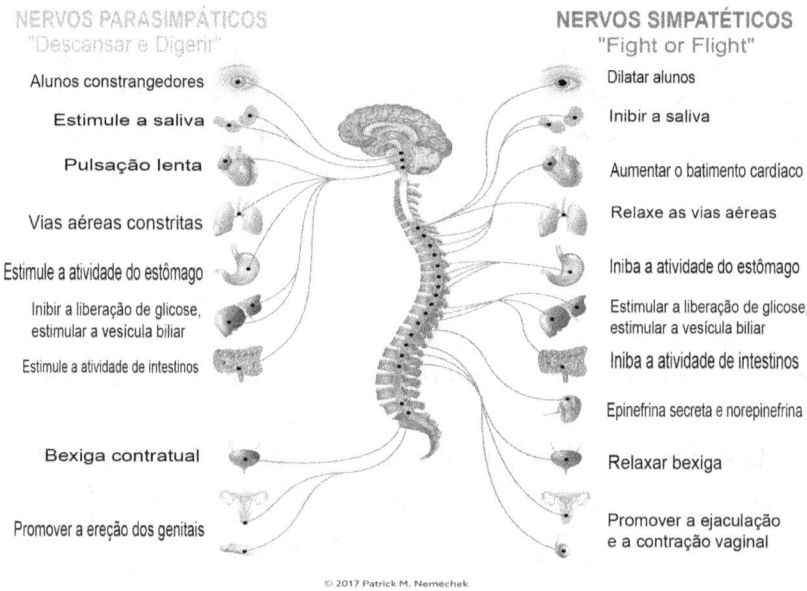

Se os comandos simpáticos estiverem danificados, as pessoas podem sentir-se cansadas, desejar açúcar ou sal, terem fomes excessiva ou sentirem-se ansiosas. Podem ter palpitações cardíacas, formigueiro ou dormência dos braços (mãos ou rosto), visão noturna afetada, varizes, disfunção erétil, rigidez no pescoço e ombros ou dores de cabeça severas ("enxaquecas"). A disfunção simpática também pode promover a adrenalina, que induz a insónia, os pesadelos, a agressividade ou a ira.

Se os comandos parassimpáticos estiverem danificados, podem afetar o trato intestinal (azia ou obstipação), o sistema imunitário (distúrbios autoimunes) ou produzirem síndromes crónicas da dor (fibromialgia).

Estas pessoas podem ter apneia do sono, "pernas inquietas", náusea matinal, suores noturnas ou suores quentes, intolerância à luz pelas pupilas dilatadas, ou sentirem picos de energia quando deveriam estar em repouso. A disfunção parassimpática pode deixá-las exaustas de manhã, apesar de uma boa noite de sono.

Tanto o ramo simpático como o ramo parassimpático sustentam o coração e modulam os ritmos cardíacos aturais e a sua capacidade de contração muscular.

Os danos ou a perturbação da função de um destes ramos causam uma variedade de sintomas, e muitas pessoas experimentam sintomas de ambos os ramos.

Estes dois ramos autonómicos opostos devem trabalhar em conjunto, de forma simultânea e equilibrada, no que se conhece por equilíbrio simpatovagal. Quando os dois ramos estão equilibrados, o corpo funciona automaticamente e a pessoa não tem sintomas.

Sem o equilíbrio adequado, um ramo pode ficar suprimido ou elevado. Quando os ramos já não trabalham automaticamente, a pessoa tem sintomas que vão de ligeiros (sentir vertigens ou uma tontura ao levantar-se) a completamente debilitantes (cair ou desmaiar).

O equilíbrio simpatovagal entre os ramos simpático e parassimpático não é só importante para se sentir melhor a curto-prazo. O equilíbrio simpatovagal é necessário para uma vida longa e saudável.

O meu objetivo como medico é melhorar e restaurar o funcionamento autónomo, visto ser crítico para a expectativa de vida. A função autónoma otimizada melhora a variabilidade da frequência cardíaca (VFC). As pessoas com uma VFC elevada têm um maior risco de desenvolverem fibrilação auricular ou palpitações cardíacas. As pessoas com uma VFC baixa têm um risco aumentado de disfunção metabólica ou generalizada dos órgãos.

Quando os ramos simpático e parassimpático não estão no equilíbrio simpatovagal, e se não forem tratados, o desequilíbrio resultará numa perda da variabilidade da frequência cardíaca (VFC), associada com uma mortalidade elevada por todas as causas.

A disfunção autonómica também suporta a inflamação metabólica sistémica que aciona as alterações celulares e aciona a disposição da pessoa para certas doenças (cancro, diabetes, hipertensão, etc.).

QUAIS SÃO ALGUMAS CAUSAS DA DISFUNÇÃO AUTÓNOMA?

O sistema nervoso autónomo pode ser danificado de várias formas:

- Traumatismos Crânioencefálicos (concussões)
- Traumas Emocionais (eventos emocionais intensos, concussões emocionais)
- Lesão Metabólica (medicamentos, quimioterapia ou radioterapia, insolação, intoxicação alimentar)
- Lesão Inflamatória (infeções, fumo de tabaco, ingestão excessiva de ácidos gordos ómega 6, vacinas, cirurgia, autoimunidade, testes ou injeções para alergias)
- Supercrescimento Bacteriano Intestinal (SCBID, disbiose)
- Gravidez

COMO OCORRE A RECUPERAÇÃO DA DISFUNÇÃO AUTONÓMICA?

Descobri que a melhoria e a recuperação da disfunção autonómica são possíveis pela indução do sistema e dos órgãos nervosos para que se reparem, normalizando os mecanismos de controlo da inflamação, induzindo a produção natural de células-tronco, e reativando os mecanismos inatos restaurativos.

A recuperação da disfunção autónoma é um objetivo realista e pode ocorrer décadas após o início da lesão.

- Os Sintomas Amenizam à Medida que o Cérebro Repara
- Os Nutrientes Nucleares Reduzem a Inflamação Cerebral
- A Produção das Células-Tronco Retoma
- Os Mecanismos Naturais da Reparação Cerebral são Ativados
- A Estimulação do Nervo Vago Acelera a Recuperação (Adultos)
- As Funções Celulares Normalizam
- A Degradação a Longo-Prazo é Reversível

AS CINCO ETAPAS DA DISFUNÇÃO AUTÓNOMA

A disfunção autónoma ocorre quando os nervos que transportam a informação do cérebro para o coração, bexiga, intestinos, glândulas sudoríparas e vasos sanguíneos já não funcionam adequadamente.

A função inadequada pode afetar diferentes sistemas de órgãos em diferentes pessoas. Por isso, os sintomas podem variar muito de pessoa para pessoa.

A função irregular também pode afetar simultaneamente múltiplos sistemas numa só pessoa, o que representa um número de problemas de saúde que podem parecer muito diferentes e independentes, mas que na verdade têm origem na mesma área do sistema nervoso.

A sua cronologia de eventos e doenças começará a fazer sentido assim que entender que a lesão e a inflamação autónomas causam uma variedade de sintomas, o que provoca doenças como diabetes, cancro, insuficiência cardíaca e Alzheimer.

O meu programa terapêutico, o Protocolo Nemechek™ para a Recuperação Autonómica, junta as peças e trata a causa subjacente. O primeiro passo é a análise espetral do sistema nervoso autónomo para determinar o tipo e severidade da sua disfunção autónoma.

A análise espetral permite-nos detetar os padrões de lesão do seu ramo simpático e parassimpático. Existem cinco etapas da disfunção autónoma, que demonstram diferentes atributos da função simpática e parassimpática. Os resultados do seu exame são um biomarcador da saúde geral do seu cérebro e da sua capacidade de operar corretamente o seu organismo.

ETAPAS 1 E 2

Existem cinco etapas da disfunção autónoma. A Etapa Um e a Etapa Dois não têm sintomas percetíveis, mas as alterações pré-clínicas na função cerebral são detetadas na análise espetral da avaliação autónoma.

Identificar alterações subtis na função cerebral dá-me a oportunidade de trabalhar com os meus pacientes de forma a reverter as lesões e prevenir futuras complicações.

À medida que a disfunção autónoma progride para a Etapa Três, as pessoas tornam-se incapazes de compensar as anormalidades autónomas e a capacidade de gerir as doenças e o stress é prejudicada.

ETAPA 3

Na 3º Etapa da disfunção autónoma, as pessoas começam a experienciar sintomas que afetam as suas vidas diárias. Neste ponto, a disfunção autónoma causa sintomas como azia, dores de cabeça, desconforto intestinal, vertigens, fome ou sede excessivas, ansiedade, disfunção sexual (homens ou mulheres) ou problemas do sono.

A evolução da disfunção autónoma também traz consigo a incapacidade de controlar a pressão arterial e a frequência cardíaca (fibrilação auricular ou tremulação, palpitações, STPO), afeta o movimento do trato digestivo e a respiração normal (apneia do sono).

As pessoas experimentam problemas no seu sistema imunitário, níveis hormonais e função dos órgãos. Já não recuperam de doenças ou lesões e podem sofrer de fadiga crónica ou dores crónicas.

À medida que a função autónoma diminui e a inflamação aumenta, os sintomas podem tornar-se mentais ou emocionais.

Os indivíduos têm mais dificuldade em recuperar de traumatismos e podem sofrer de ansiedade, ataques de pânico, depressão, depressão pós-parto e PSPT.

ETAPA 4

Na Etapa 4 da disfunção autónoma, os múltiplos sistemas corporais podem sofrer anomalias e as pessoas sentem-se cada vez pior. A pressão arterial e os açúcares no sangue são mais difíceis de regular, mesmo com medicamentos, e os pacientes apresentam piores respostas a outras terapêuticas médicas.

À medida que os sistemas cardíaco, imunitário e hormonal funcionam incorretamente, e à medida que a depressão ou ansiedade aumentam, as pessoas recorrem a várias especialidades médicas, em busca de respostas e diagnósticos que expliquem a avalanche de disfunção cerebral e corporal.

O agravamento dos padrões autónomos da fraqueza do sistema simpático e/ou parassimpático em repouso, também chamada Baixa Variabilidade da Frequência Cardíaca (baixa VFC) ou Disfunção Autónoma Avançada, piora a qualidade diária da vida.

A baixa VFC deixa-os em maior risco de morte por todas as causas porque o corpo é incapaz de responder a coisas como pneumonia, cancro e infeções.

ETAPA 5

Tal como as Etapas 1 e 2, o declínio da disfunção autónoma na Etapa 5 pode ser silenciosa, mas é detetável através da análise espetral autónoma. À medida que a função autónoma continua a piorar, os exames autónomas revelam uma função parassimpática mais fragilizada e uma VFC baixa agravada.

Os padrões mais avançados da função parassimpática debilitada são a Neuropatia Diabética (ND), e depois a Neuropatia Cardiovascular (NC), que tem uma taxa de mortalidade de 50% em cinco anos.

A função autónoma está tão suprimida na Etapa 5 que por vezes a pessoa tem dificuldades, como quando são anestesiadas, o que aumenta o risco de morte súbita cardíaca.

Uma das coisas mais importantes que descobri é que as cinco etapas da disfunção autonómica são capazes de melhorar ou reparar, mesmo décadas após a lesão autonómica. Há 30 anos, tenho estado disposto a adotar e adaptar qualquer abordagem de tratamento que ofereça a chance de melhorar a saúde e o bem-estar de meus pacientes.

Sou afortunado pela minha educação e experiência com doenças complexas, que me permitem impactar significativamente as vidas das pessoas. Sinto-me orgulhoso por poder dizer que desenvolvi o Protocolo Nemechek™ para a Recuperação Autonómica, que melhora a saúde de muitas pessoas, depois de terem sido informadas que não tinham opções disponíveis.

Karla e as Suas Dores de Cabeça

Karla é uma mulher de 42 anos que sofria de dores de cabeça quase todos os dias. Uma ou duas vezes por semana, as cefaleias eram tão graves que se tornavam incapacitantes. As dores de cabeça pareciam começar logo depois de acordar, e pioravam ao longo do dia. Ficar sentada num carro ou avião parecia piorar a situação.

Antes da menstruação, as dores de cabeça aumentavam de intensidade e geralmente eram acompanhadas de ansiedade, fadiga, confusão mental, rigidez do pescoço e ombros e uma dormência ocasional das mãos.

A Karla sempre teve cefaleias moderadas, mas a intensidade aumentou desde que a vesícula biliar foi removida. Desde então, as dores de cabeça tornaram-se muito mais frequentes e severas e, curiosamente, também começou a ter azia ocasional com bananas e café.

O diagnóstico autonómico da Karla revelou uma grave disfunção simpatética subjacente, que dificultava o bombeamento de sangue suficiente para a região da cabeça e pescoço na posição de pé. A dor de cabeça e de pescoço da Karla eram definidas como *'coat hanger pain'* (dor 'cabide de casaco') e eram causadas por uma entrega ineficaz de oxigénio aos músculos do pescoço e couro cabeludo.

A hipotensão na cabeça e pescoço também podem causar fadiga, fraca cognição (ex. confusão mental, PHDA), ansiedade, dormência nas mãos, rosto ou pescoço (ex. isquemia neuronal), comportamentos nervosos (movimentos repetidos dos dedos dos pés, sentar com as pernas cruzadas ou uma perna fletida sobre a outra, alterações frequentes da posição corporal quando sentado) e os sintomas conhecidos como "açúcar baixo no sangue".

Estes sintomas geralmente começam depois de sair da cama e pioraram longo do dia. Sentar ou ficar parado(a), ficar sobreaquecido(a), uma diminuição dos níveis de progesterona (pré-menstruação ou menopausa), e infeções virais leves podem exacerbar a pressão arterial baixa e os seus sintomas.

As antigas cefaleias moderadas da Karla pioraram após a sua cirurgia à vesícula biliar, porque o stress da cirurgia causou uma lesão inflamatória do sistema nervoso autónomo e acionou o super-crescimento bacteriano do intestino delgado, o que provou os problemas intestinais.

Karla tinha visto vários profissionais de saúde, mas parecia que os testes eram foram normais e ela ia embora com algumas prescrições que só deveriam encobrir os sintomas. Estava frustrada porque ninguém parecia tentar encontrar e consertar a fonte dos seus problemas.

Após dois meses no Protocolo Nemechek™ para a Recuperação Autonómica, as cefaleias da Karla diminuíram drasticamente em frequência e intensidade, tal como os outros sintomas. Os problemas intestinais desapareceram quase completamente após duas semanas de tratamento.

Após seis meses, a avaliação autónoma da Karla tinha voltado ao normal, ela já não tinha dores de cabeça nos últimos três meses, e só precisava de seguir um regime simples e barato de suplementos que podia comprar em várias lojas online.

A sua ansiedade, fadiga, confusão mental, rigidez do pescoço e ombros e dormência nas mãos também tinham desaparecido.

APÊNDICE II – LESÕES CEREBRAIS CUMULATIVAS

COMPREENDER AS LESÕES CEREBRAIS CUMULATIVAS

Como já discutido previamente neste livro, a micróglia-M0 é responsável por monitorizar a saúde dos neurónios dentro do cérebro.

Se um neurónio for lesionado por um trauma, como uma concussão, a micróglia-M0 transformar-se na micróglia-M2, anti-inflamatória e reparadora de tecidos.

Então, a micróglia-M2 repara os neurónios lesionados ao longo das próximas semanas e meses. Quando os neurónios forem reparados, a micróglia-M2 volta ao seu estado natural de repouso, como micróglia-M0, e espera para começar o processo de novo assim que ocorrer a próxima lesão.

Ao longo da sua vida, o seu cérebro sofre lesões comuns, desde lesões cerebrais leves a concussões (desporto, acidentes rodoviários, quedas), traumas emocionais intensos (divórcio, stress financeiro, bullying, molestamento, medo) e stress inflamatório (vacinas, cirurgia abdominal, fraturas, infeções).

Cada uma destas lesões pode resultar na deterioração de células, que são reparadas pelo processo de reparação da micróglia M0 e M2 saudável.

Infelizmente, os LPS que vazam através dos intestinos e entram permanentemente no cérebro alteram este processo de reparação aperfeiçoado.

Depois de entrarem no sistema nervoso central, os LPS fazem com que um grande número de micróglia-Mo sofram uma transformação anormal e permanente em micróglia-M1 pró-inflamatória.

A mudança da micróglia-Mo de vigilância para a micróglia-M1 inflamatória e prejudicial é designada *"priming"* na literatura científica.

A micróglia-M1 alterada é única, na medida em que é imortal e nunca more, e começa a produzir quantidades excessivas de citocinas inflamatórias que criam um ambiente nocivo para a reparação cerebral e função neural.

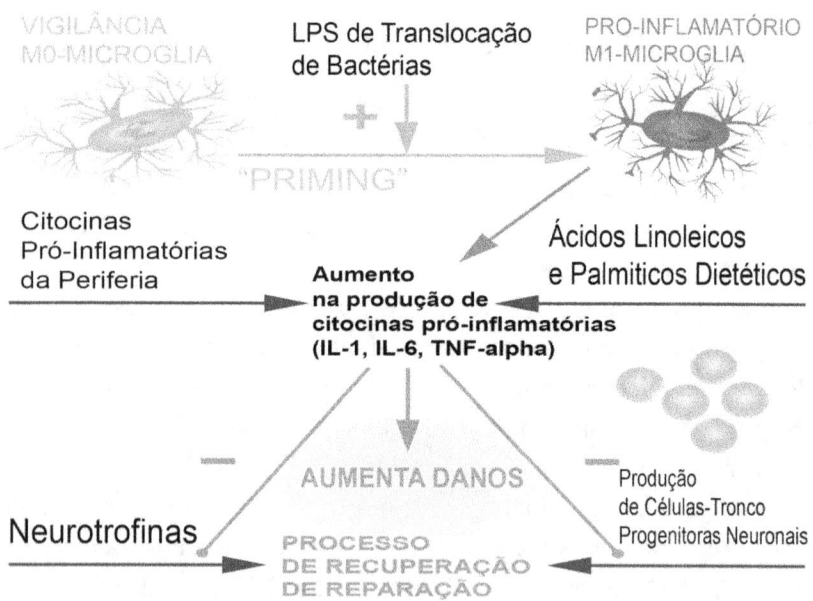

Excessive Pro-Inflammatory Cytokines within the Brain

Com cada nova lesão, é produzida mais e mais micróglia-M1 e as citocinas inflamatórias aumentam.

Esta combinação resulta na ampliação dos danos neurais de cada traumatismo cerebral. Além disso, prejudica a reparação completa dos danos pelas células-tronco, o que leva ao dano cerebral crónico por lesões que deveriam ser totalmente recuperáveis num cérebro saudável e não inflamatório.

Em vez de lesão e de uma recuperação completa, começa um processo de danos exagerados e recuperação incompleta. Cada lesão cerebral promove um pequeno defeito residual, alicerçado em cada lesão anterior.

O aumento das lesões e a redução da recuperação resulta num processo chamado Traumatismo Crânioencefálico Cumulativo (TCEC).

A epidemia crescente de sintomas crónicos resultantes das lesões de concussões não resolvidas (conhecido por síndrome pós-concussional) é o resultado direto de um cérebro inflamado, incapaz de se reparar de uma lesão.

As pessoas com o síndrome pós-concussional geralmente demonstram evidências de disfunção cerebral antes do desencadear do traumatismo crânioencefálico.

Por outras palavras, o atleta já sofria de lesões cerebrais cumulativas, mas só experimentava sintomas ligeiros, que não eram suficientes para prejudicar o desempenho atlético.

Finalmente, bastam mais uma lesão para levar as lesões cumulativas do atleta além da sua capacidade de compensação e, agora, recebe o diagnósticos como neuropatia autónoma, síndrome pós-concussional, perturbação da hiperatividade com défice de atenção ou enxaquecas.

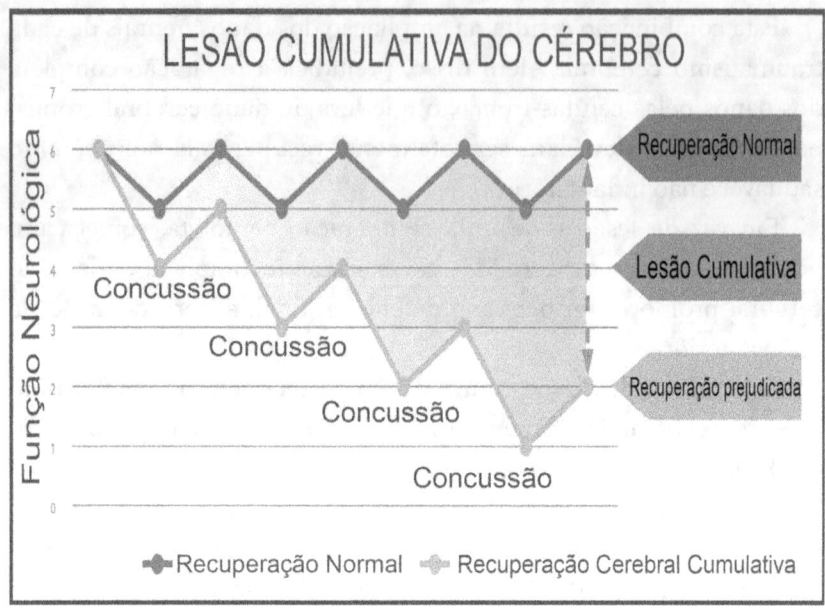

Para os traumatismos crânioencefálicos sofridos fora do desporto, a disfunção neurológica pode manifestar-se numa vasta gama de condições médicas, como golpe de chicote, azia ou refluxo, síndrome do intestino irritável (SII), transtorno de ansiedade generalizada, depressão crónica, fadiga crónica, síndrome de taquicardia postural ortostática (STPO), tensão pré-menstrual (TPM) ou menopausa.

AS CITOCINAS INFLAMATÓRIAS CONTRIBUEM PARA AS LESÕES CEREBRAIS CUMULATIVAS

Além das micróglias alteradas, as citocinas pró-inflamatórias são produzidas cronicamente por todo o corpo, de uma variedade de fontes, o que piora o problema.

As citocinas são substâncias químicas segregadas pelos glóbulos brancos, que alteram a função de outras células. As citocinas que aumentam a produção são o resultado de uma ingestão excessiva de ácido linoleico (um ácido gordo ómega 6 encontrado em muitos óleos vegetais), uma ingestão pobre em ácidos gordos anti-inflamatórios ómega 3 (encontrados no óleo de peixe, linhaça, frutos secos, caça e peixe selvagens), uma ingestão excessiva de AGEs (produtos finais da glicação avançada), reservas anormais de gordura intra-abdominal, exposição ao tabaco e do consumo excessivo de hidratos de carbono, gorduras saturadas e calorias em geral.

As lesões ao ramo parassimpático do sistema nervoso autónomo também promovem uma produção excessiva de citocinas inflamatórias, tal como a maior parte dos distúrbios autoimunes, cirurgias, fraturas significativas e tratamentos oncológicos.

As Citocinas Inflamatórias São Produzidas Por:

- Excesso de Ácido Linoleico Dietético (Ómega 6)
- Fraca Ingestão de Ácidos Gordos Ómega 3
- Ingestão de AGEs (produtos finais da glicação avançada)
- Reservas Anormais de Gordura Intra-Abdominal
- Uso de Tabaco
- Exposição Passiva ao Tabaco
- Ingestão Excessiva de Hidratos de Carbono
- Ingestão Excessiva de Gorduras Saturadas
- Ingestão Excessiva de Calorias

Estas fontes adicionais de inflamação só servem para piorar a capacidade do cérebro de se reparar e manter um funcionamento físico e emocional normal.

Se as citocinas pró-inflamatórias atingirem níveis demasiado altos, podem resultar no mesmo processo de lesões cerebrais cumulativas obtido com a alteração da micróglia pelos LPS.

Existe um número crescente de evidências que os traumatismos crânioencefálicos repetidos (futebol americano profissional, hóquei e futebol), desequilíbrios significativos no rácio da ingestão de ácidos gordos ómega 3 e ómega 6, e a exposição a fumos de gasóleo podem iniciar um efeito permanente de *priming* da micróglia.

Mas de que forma é que o desequilibro intestinal, níveis elevados de citocinas inflamatórias e micróglias alteras afetam uma pessoa sem um histórico significativo de traumatismos cranianos?

UMA EPIDEMIA DE CONCUSSÕES NÃO RESOLVIDAS

Os traumatismos crânioencefálicos cumulativos (TCEC) são um processo praticamente invisível, porque o tipo de lesão que causa os danos permanentes (traumatismo leve no parque, o falecimento de um familiar, ou uma vacina comum) tem sido considerada inofensiva a longo prazo.

A pessoa vive com esses eventos pensando que, embora desagradáveis e difíceis, recuperará completamente e seguirá em frente com sua vida. Mas à medida que o tempo passa, começa a perceber que está a desenvolver alguns problemas físicos, emocionais ou clínicos que não teve antes da lesão ou do evento traumático.

Pode começar a ficar um pouco mais ansioso, notar que as dores de cabeça são mais frequentes ou que você agora experimenta tonturas. Pode notar que o sistema digestivo e a resposta aos alimentos estão a mudar. Comer pode parecer resultar em azia cada vez mais ou agora a obstipação deixa-o desconfortável.

E finalmente, dizem-lhe que a pressão arterial e os níveis de açúcar no sangue estão a subir, e é-lhe prescrita uma variedade de medicamentos para controlar essas condições, bem como alguns dos seus outros sintomas.

Deseja saber onde e por que isso aconteceu? Parte da razão pela qual sua saúde está a mudar deve-se à lesão cerebral cumulativa que está a sofrer por traumas cerebrais traumáticos e não traumáticos.

Pergunta como "apanhou" esses problemas médicos? Eles parecem surgir do nada, sem qualquer razão explicável, mas a verdade é que têm origem no desequilíbrio bacteriano do trato intestinal, juntamente com outros fatores ambientais que promovem a inflamação química no seu corpo.

E devido à inflamação química no seu organismo, cada novo traumatismo cerebral, físico, emocional e inflamatório resulta em mais disfunção crónica e lesões do sistema nervoso autónomo e outras áreas do cérebro.

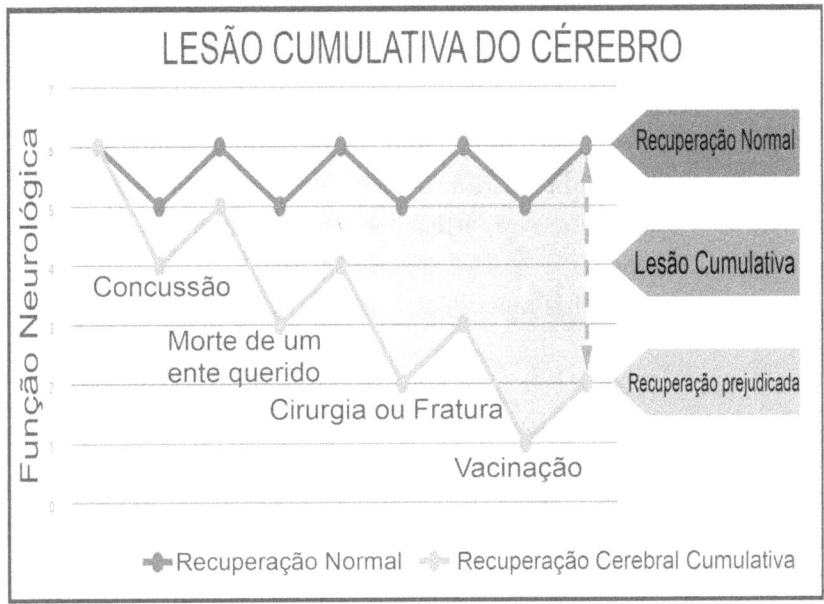

Testemunhou como os seus pais e avós viveram destemidamente com esses eventos, porque a sua experiência de vida assim os ensinou. Mas as coisas estão muito diferentes de há 50 anos.

Estamos diferentes. Cada vez mais pessoas sofrem de desequilíbrios e supercrescimento bacteriano e são afetadas mental e fisicamente por um número crescente de fontes inflamatórias do nosso ambiente.

Eric, A Guerra do Golfo e PSPT

Eric é um homem d 39 anos que serviu como sargento no Corpo de Fuzileiros Navais dos Estados Unidos durante a guerra do Iraque. Participou em várias ações militares muito perigosas. Sofreu lesões físicas duas vezes, quando os veículos que conduzia foram lançados no ar após atingirem explosivos na estrada.

Ambos os eventos resultaram em dores de cabeça e um sentido alterado de equilíbrio por algumas semanas, mas que parecerem finalmente resolver. Mas o que parecia afetá-lo mais foi um evento terrível, quando um morteiro inimigo aterrou a quatro ou cinco pés de distância dele, mas não conseguiu descarregar completamente.

Eric ouviu o que descreveu como "a explosão mais intensa que já ouvi". Quando viu o morteiro preso no solo, apercebeu-se que tinha ouvi o detonar, mas que o morteiro poderoso e fatalmente explosivo não tinha detonado.

Se o fizesse, ele teria morrido.

Poucos minutos após este incidente, Eric diz que sentiu como se um martelo emocional tivesse atingido a sua cabeça. Por algumas semanas, sentiu-se emocionalmente dormente, e a dormência transformou-se numa depressão grave.

Começou a ter explosões violentas incontroláveis, nas quais precisava de destruir qualquer coisa física.

Partia uma cadeira, um candeeiro, uma janela, qualquer coisa que estivesse à mão. Voltou para casa, mas a depressão e as explosões destrutivas continuaram.

Saltou de emprego em emprego, sendo despedido repetidamente, não pelo seu desempenho laboral, mas pelas explosões destrutivas que eram incompatíveis com os ambientes laborais.

Também sofria de ansiedade crónica, azia e tonturas frequentes ao sair de cama e ao levantar-se.

Eric tinha sido avaliado exaustivamente por e profissionais de cuidados primários, neurologistas e psiquiatras comunitários e do Departamento de Assuntos de Veteranos dos Estados Unidos. Era repetidamente diagnosticado com Perturbação de Stress Pós-Traumática (PSPT) e ansiedade generalizada, e eram-lhe prescritos medicamentos.

Os medicamentos adormeciam a sua função emocional e cognitiva de tal forma que interrompeu a sua toma, exceto os medicamentos para o sono.

Após a primeira visita ao meu consultório, Eric estava entusiasmado por aprender que as novas investigações demonstram que a

PSPT é o resultado de lesões celulares subjacentes a áreas do cérebro chamadas hipocampo e amígdala.

O hipocampo e a amígdala são conhecidos por controlarem as emoções, ansiedade e medo.

Expliquei-lhe que era a incapacidade do cérebro de reparar as lesões destas áreas que promoviam a natureza crónica da PSPT e ansiedade crónicas do Eric, e que as tonturas ligeiras que sentia eram provavelmente o resultado de lesões crónica do sistema nervoso autónomo, resultantes de concussões que sofrera nas explosões que sacudiram os veículos.

Expliquei que o serviço militar tinha publicado alguns estudos comprovando a associação entre a inflamação e a PSPT e lesões autónomas crónicas.

A análise espetral do sistema nervoso autónomo do Eric demonstrou que tinha uma baixa variabilidade da frequência cardíaca (VFC) e lesões do ramo simpático, responsáveis pelas suas tonturas e alguma da sua ansiedade.

A baixa VFC é o resultado do mesmo processo inflamatório cerebral que contribui para a PSPT e depressão crónicas.

Eric também demonstrou um padrão autónomo chamado 'Síndrome Parassimpático Paradoxal' (Paradoxical Parasympathetic Syndrome), comumente associada com a apneia central do sono, síndrome das pernas inquietas, insónia e narcolepsia.

Eric iniciou o Protocolo Nemechek™ para a Recuperação Autonómica e, em dois meses, as tonturas tinham desaparecido e ele estava surpreendido por o humor estar "mais leve".

Eric desejava brincar mais com os dois filhos pequenos e descobriu que já não se isolava dos seus colegas de trabalho.

Pelo sexto mês, afirmou que já não tinha explosões de raiva nos últimos dois meses (ele tinha uma média de uma a duas explosões por semana), que era capaz de descontinuar os medicamentos para o sono porque a insónia tinha desaparecido, e estava surpreendido por sentir uma sensação de felicidade pela primeira vez desde que tinha sido enviado para lutar na guerra do Iraque.

Eric manteve-se no Protocolo Nemechek™, que reduziu profundamente a sua inflamação cerebral e normalizou a função da micróglia, através do reequilíbrio dos ácidos ómega, da manutenção de uma combinação saudável de bactérias intestinais e de estimulação diária bioelétrica do nervo Vago.

APÊNDICE III – QUESTIONÁRIO AUTÓNOMO CEREBRAL

FAÇA O QUESTIONÁRIO AUTÓNOMO CEREBRAL

Os estudos indicam que 80% das doenças crónicas tem origem na disfunção do sistema nervoso autónomo. A disautonomia prejudica a função normal de todos os órgãos (rins, fígado, coração, circulação, intestinos e bexiga), sistema imunitário, produção hormonal e equilíbrio emocional.

Muitos dos sintomas comuns e preocupantes são sinal de uma maior disfunção do sistema autónomo. Muitas condições clínicas, como diabetes, hipertensão, gota, apneia do sono, cefaleias ou enxaquecas crónicas, fadiga crónica, disritmias, azia e obstipação crónica têm na disautonomia o mecanismo central do seu desenvolvimento.

Felizmente, existe um teste simples e indolor que mede com precisão a saúde do seu sistema nervoso autónomo. Se forem detetadas anomalias, foram desenvolvidas novas técnicas para auxiliar a recuperação do sistema nervoso autónomo.

Geralmente, a recuperação e normalização da função autónoma resulta na melhoria e até na reversão total das condições clínicas listadas acima.

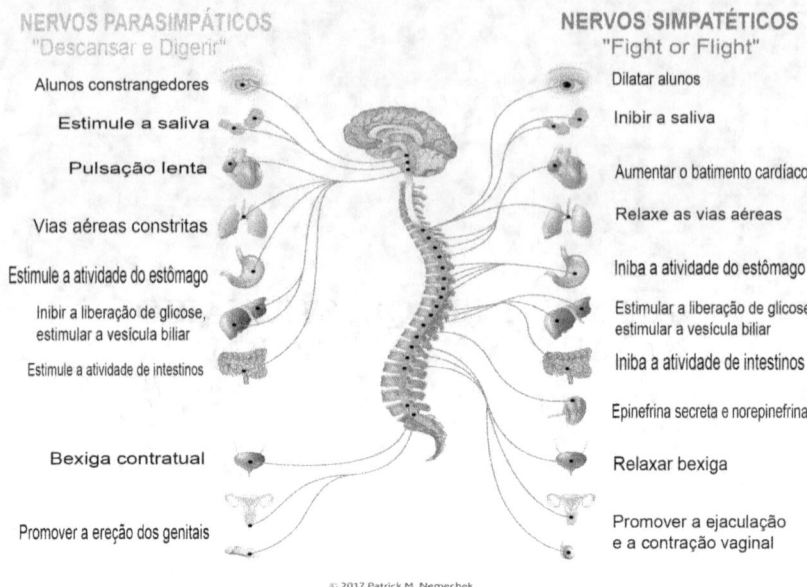

The Autonomic Nervous System

Se os seus sintomas persistirem por mais de três meses, poderá desenvolver uma deterioração autónoma crónica dos traumatismos crânioencefálicos cumulativos (TCEC).

Se marcar mais do que três caixas, poderá ter uma disfunção do sistema autónomo.
    Marque as caixas.
    ___ Geralmente sinto-me nauseado(a) de manhã.
    ___ Por vezes sinto tonturas ou vertigens
    ___ Sinto ansiedade com frequência.
    ___ Tenho dificuldades de memória ou concentração
    ___ Sinto-me estranhamente cansado(a) durante o dia.
    ___ Por vezes sofro de confusão mental.
    ___ Tenho dificuldade em acordar de manhã.
    ___ Tenho cefaleias ou enxaquecas frequentes.
    ___ Sinto rigidez nos músculos do pescoço ou ombros.
    ___ Sinto fome ou sede ao longo do dia.

___ As minhas mãos, rosto ou pescoço ficam dormentes periodicamente.

___ Sinto desejos de sal ou açúcar.

___ Sinto sonolência depois de uma refeição.

___ Urino com frequência.

___ Sofro de azia ou refluxo gástrico.

___ Tenho "TPM" antes da menstruação.

___ Tenho dificuldade em adormecer.

___ Tenho dificuldade em conseguir uma ereção.

___ Tenho dificuldade em ver com luz intensa ou fraca.

___ Já desmaiei ou perdi os sentidos.

___ Sinto fraqueza quando está quente.

___ Sinto palpitações ou um ritmo cardíaco anormal.

___ Sinto calor ou frio excessivos.

___ Os meus exames laboratoriais estão bons, mas não me sinto bem

MARCAR TRÊS OU MAIS ITEMS PODE SIGNIFICAR UMA DISFUNÇÃO AUTONÓMICA

Os investigadores estudam o sistema nervoso autónomo há várias décadas, mas a medicina clínica autonómica, que representa os cuidados primários, é uma nova abordagem. Marcar os sintomas comuns da disfunção autonómica pode permitir que se aperceba que os vários sintomas partilham causas comuns com o sistema nervoso.

A examinação autónoma através de análise espetral corresponde a um teste rápido de 17 minutos que fornece informações importantes para o mal-estar sentido. E este é o primeiro passo para perceber como se sentir saudável de novo.

Como foi sublinhado no Apêndice I, a disfunção autónoma pode ser causada por medicamentos usados em anestesias gerais, um desequilíbrio das bactérias intestinais, gravidez, concussões leves a severas, eventos emocionais traumáticos, desproporção dietética de ácidos gordos ómega 6 e ómega 3 e ingestão de alimentos processados.

APÊNDICE IV – REFERÊNCIAS CIENTÍFICAS

De seguida disponibilizamos uma amostra dos muitos artigos de pesquisa que ajudaram a elaborar o Protocolo Nemechek™.

Disfunção Autonómica:

- Bjørklund G. Cerebral hypoperfusion in autism spectrum disorder. Acta Neurobiol Expo (Wars). 2018;78(1):21-29. https://www.ncbi.nlm.nih.gov/pubmed/29694338
- Goodman B. Autonomic Dysfunction in Autism Spectrum Disorders (ASD). *Neurology* April 5, 2016 vol. 86 no. 16 Supplement P5.117. http://www.neurology.org/content/86/16_Supplement/P5.117
- Anderson CJ et al. Pupil and Salivary Indicators of Autonomic Dysfunction in Autism Spectrum Disorder. *Developmental psychobiology*. 2013;55(5):10.1002/dev.21051. https://www.ncbi.nlm.nih.gov/pmc/articles/PMC3832142/

- Goodman B et al. Autonomic Nervous System Dysfunction in Concussion. *Neurology* February 12, 2013 vol. 80 no. 7 Supplement P01.265. http://www.neurology.org/content/80/7_Supplement/P01.265

- La Fountaine MF. et al. Autonomic Nervous System Responses to Concussion: Arterial Pulse Contour Analysis. *Frontiers in Neurology* 7 (2016): 13. https://www.ncbi.nlm.nih.gov/pmc/articles/PMC4756114/

- Amhed K. Assessment of Autonomic Function in Children with Autism and Normal Children Using Spectral Analysis and Posture Entrainment: A Pilot Study. *J of Neurology and Neuroscience*. 2015. Vol. 6 No. 3:37. http://www.jneuro.com/neurology-neuroscience/assessment-of-autonomic-function-in-children-with-autism-and-normal-children-using-spectral-analysis-and-posture-entrainment-a-pilot-study.pdf

Supercrescimento Bacteriano:

- Adams JB et al. Gastrointestinal flora and gastrointestinal status in children with autism -- comparisons to typical children and correlation with autism severity. *BMC Gastroenterology*. 2011. https://www.ncbi.nlm.nih.gov/pubmed/21410934

- Wang L. Hydrogen breath test to detect small intestinal bacterial overgrowth: a prevalence case control study in autism. *Eur Child Adolesc Psychiatry*. 2017 Aug 10. https://www.ncbi.nlm.nih.gov/pubmed/28799094

- Hsiao EY et al. The microbiota modulates gut physiology and behavioral abnormalities associated with autism. *Cell*. 2013;155(7):1451-1463. https://www.ncbi.nlm.nih.gov/pmc/articles/PMC3897394/

- Cryan JF et al. Mind-altering microorganisms: the impact of the gut microbiota on brain and behaviour. *Nat Rev Neurosci.* 2012 Oct;13(10):701-12.
  https://www.ncbi.nlm.nih.gov/pubmed/22968153

Lesões Cerebrais Cumulativas:

- Cunningham C. Microglia and neurodegeneration: the role of systemic inflammation. *J Neurosci.* 2013 Mar 6;33(10):4216-33.
  https://www.ncbi.nlm.nih.gov/pubmed/22674585
- Wager-Smith, Karen, and Athina Markou. Depression: A Repair Response to Stress-Induced Neuronal Microdamage That Can Grade into a Chronic Neuroinflammatory Condition?*Neuroscience and biobehavioral reviews* 35.3 (2011): 742–764.
  https://www.ncbi.nlm.nih.gov/pubmed/20883718

Histamina:

- Visciano P et al. Biogenic Amines in Raw and Processed Seafood. *Frontiers in Microbiology.* 2012;3:188.
  https://www.ncbi.nlm.nih.gov/pmc/articles/PMC3366335/
- Feng c et al. Histamine (Scombroid) Fish Poisoning: a Comprehensive Review. *Clin Rev Allergy Immunol.* 2016 Feb;50(1):64-9.
  https://www.ncbi.nlm.nih.gov/pubmed/25876709
- Jin X et al. Increased intestinal permeability in pathogenesis and progress of nonalcoholic steatohepatitis in rats. *World Journal of Gastroenterology: WJG.* 2007;13(11):1732-1736.
  https://www.ncbi.nlm.nih.gov/pubmed/17461479
- Guo Y et al. Functional changes of intestinal mucosal

barrier in surgically critical patients. *World Journal of Emergency Medicine.* 2010;1(3):205-208.
https://www.ncbi.nlm.nih.gov/pmc/articles/PMC4129678/

Inulina:

- Kellow NJ et al. Effect of dietary prebiotic supplementation on advanced glycation, insulin resistance and inflammatory biomarkers in adults with pre-diabetes: a study protocol for a double-blind placebo-controlled randomized crossover clinical trial. *BMC Endocrine Disorders.* 2014;14:55.
  https://www.ncbi.nlm.nih.gov/pubmed/25011647
- Hopkins MJ, Macfarlane GT. Nondigestible Oligosaccharides Enhance Bacterial Colonization Resistance against *Clostridium difficile* In Vitro. *Applied and Environmental Microbiology.* 2003;69(4):1920-1927.
  https://www.ncbi.nlm.nih.gov/pmc/articles/PMC154806/
- Collins S, Reid G. Distant Site Effects of Ingested Prebiotics. *Nutrients.* 2016;8(9):523.
  https://www.ncbi.nlm.nih.gov/pmc/articles/PMC5037510/
- Slavin J. Significance of Inulin Fructans in the Human Diet. *Compre Rev in Food Science and Food Safety.* 2015 14;1: 37–47. http://onlinelibrary.wiley.com/doi/10.1111/1541-4337.12119/abstract

Micróglia e Neuroinflamação:

- Petrelli F, Pucci L, Bezzi P. Astrocytes and Microglia and Their Potential Link with Autism Spectrum Disorders. *Frontiers in Cellular Neuroscience.* 2016;10:21.
  https://www.ncbi.nlm.nih.gov/pmc/articles/PMC4751265/

- Norden, DM et al. Microglial Priming and Enhanced Reactivity to Secondary Insult in Aging, and Traumatic CNS Injury, and Neurodegenerative Disease. *Neuropharmacology* 96.0 0 (2015): 29–41. https://www.ncbi.nlm.nih.gov/pmc/articles/PMC4430467/
- Calabrese, F et al. Brain-Derived Neurotrophic Factor: A Bridge between Inflammation and Neuroplasticity. *Frontiers in Cellular Neuroscience* 8 (2014): 430. https://www.ncbi.nlm.nih.gov/pmc/articles/PMC4273623/
- Cunningham, Colm. Systemic Inflammation and Delirium – Important Co-Factors in the Progression of Dementia. *Biochemical Society Transactions* 39.4 (2011): 945–953. https://www.ncbi.nlm.nih.gov/pubmed/21787328
- Paolicelli RC et al. Synaptic pruning by microglia is necessary for normal brain development. *Science* 2011 Sep 9;333(6048):1456-8. https://www.ncbi.nlm.nih.gov/pubmed/21778362

Ácidos Gordos Ómega:

- Madsen L, Kristiansen K. Of mice and men: Factors abrogating the anti-obesity effect of omega-3 fatty acids. *Adipocyte*. 2012;1(3):173-176. https://www.ncbi.nlm.nih.gov/pmc/articles/PMC3609096/
- El-Ansary AK et al. On the protective effect of omega-3 against propionic acid-induced neurotoxicity in rat pups. *Lipids in Health and Disease*. 2011;10:142. https://www.ncbi.nlm.nih.gov/pmc/articles/PMC3170231/
- Chang, P et al. Docosahexaenoic Acid (DHA): A Modulator of Microglia Activity and Dendritic Spine Morphology. *Journal of Neuroinflammation* 12 (2015): 34. https://www.ncbi.nlm.nih.gov/pmc/articles/PMC4344754/

- Patterson E et al. Health Implications of High Dietary Omega-6 Polyunsaturated Fatty Acids. *Journal of Nutrition and Metabolism*. 2012;2012:539426. https://www.ncbi.nlm.nih.gov/pubmed/22570770
- Harvey, LD. et al. Administration of DHA Reduces Endoplasmic Reticulum Stress-Associated Inflammation and Alters Microglial or Macrophage Activation in Traumatic Brain Injury. *ASN Neuro* 7.6 (2015): 1759091415618969. https://www.ncbi.nlm.nih.gov/pmc/articles/PMC4710127/
- Liu, JJ. et al. Pathways of Polyunsaturated Fatty Acid Utilization: Implications for Brain Function in Neuropsychiatric Health and Disease. *Brain research* 0 (2015): 220–246. https://www.ncbi.nlm.nih.gov/pmc/articles/PMC4339314/
- Titos E et al. Resolvin D1 and its precursor docosahexaenoic acid promote resolution of adipose tissue inflammation by eliciting macrophage polarization toward an M2-like phenotype. *J Immun.* 2011 Nov 15;187(10):5408-18. https://www.ncbi.nlm.nih.gov/pubmed/22013115
- Chen S et al. n-3 PUFA supplementation benefits microglial responses to myelin pathology. *Scientific Reports.* 2014;4:7458. https://www.ncbi.nlm.nih.gov/pubmed/25500548
- Minkyung K et al. Impact of 8-week linoleic acid intake in soy oil on Lp-PLA2 activity in healthy adults. *Nutr & Metab.* 2017. 14:32. https://www.ncbi.nlm.nih.gov/pmc/articles/PMC5422895/
- Christian LM et al. Body weight affects ω-3 polyunsaturated fatty acid (PUFA) accumulation in youth following supplementation in post-hoc analyses of a randomized controlled trial. *PLoS ONE.* 2017;12(4):e0173087. https://www.ncbi.nlm.nih.gov/pmc/articles/PMC5381773/

- Igarashi M et al. Dietary N-6 Polyunsaturated Fatty Acid Deprivations Increases Docosahexaenoic Acid (DHA) in Rat Brain. *Journal of Neurochemistry.* 2012;120(6):985-997. https://www.ncbi.nlm.nih.gov/pmc/articles/PMC3296886/
- Grundy T et al. Long-term omega-3 supplementation modulates behavior, hippocampal fatty acid concentration, neuronal progenitor proliferation and central TNF-α expression in 7 month old unchallenged mice. *Frontiers in Cellular Neuroscience.* 2014;8:399. https://www.ncbi.nlm.nih.gov/pmc/articles/PMC4240169/

Prevenção:

- Chu DM et al. Maturation of the Infant Microbiome Community Structure and Function Across Multiple Body Sites and in Relation to Mode of Delivery. *Nature medicine.* 2017;23(3):314-326. https://www.ncbi.nlm.nih.gov/pubmed/28112736
- Arslanoglu S et al. Early supplementation of prebiotic oligosaccharides protects formula-fed infants against infections during the first 6 months of life. *J Nutr.* 2007 Nov;137(11):2420-4. https://www.ncbi.nlm.nih.gov/pubmed/17951479
- Helland IB et al. Maternal supplementation with very-long-chain n-3 fatty acids during pregnancy and lactation augments children's IQ at 4 years of age. *Pediatrics.* 2003 Jan;111(1):e39-44. https://www.ncbi.nlm.nih.gov/pubmed/12509593
- Desai et al. Depletion of Brain Docosahexaenoic Acid Impairs Recovery from Traumatic Brain Injury. Annunziato L, ed. *PLoS ONE.* 2014;9(1):e86472. https://www.ncbi.nlm.nih.gov/pubmed/24475126
- Carlson SE et al. DHA supplementation and pregnancy

outcomes. *The American Journal of Clinical Nutrition.* 2013;97(4):808-815.
https://www.ncbi.nlm.nih.gov/pubmed/23426033

- Carvajal JA. Docosahexaenoic Acid Supplementation Early in Pregnancy May Prevent Deep Placentation Disorders. *BioMed Research International.* 2014;2014:526895.
https://www.ncbi.nlm.nih.gov/pubmed/25019084

- Fukuda H et al. Inhibition of sympathetic pathways restores postoperative ileus in the upper and lower gastrointestinal tract. *J Gastroenterol Hepatol.* 2007 Aug; 22(8):12939.
https://www.ncbi.nlm.nih.gov/pubmed/17688668

- Perring S et al. Assessment of changes in cardiac autonomic tone resulting from inflammatory response to the influenza vaccination. *Clin Physiol Funct Imaging.* 2012 Nov;32(6):437-44.
https://www.ncbi.nlm.nih.gov/pubmed/23031064

- Jae SY et al. Does an acute inflammatory response temporarily attenuate parasympathetic reactivation? *Clin Auton Res.* 2010 Aug;20(4):229-33.
https://www.ncbi.nlm.nih.gov/pubmed/20437076

- De Wildt DJ et al. Impaired autonomic responsiveness of the cardiovascular system of the rat induced by a heat-labile component of Bordetella pertussis vaccine. *Infection and Immunity.* 1983;41(2):476-481.
https://www.ncbi.nlm.nih.gov/pmc/articles/PMC264665/

- Kashiwagi Y et al. Production of inflammatory cytokines in response to diphtheria-pertussis-tetanus (DPT), *haemophilus influenzae* type b (Hib), and 7-valent pneumococcal (PCV7) vaccines. *Human Vaccines & Immunotherapeutics.* 2014;10(3):677-685.
https://www.ncbi.nlm.nih.gov/pmc/articles/PMC4130255/

- Akiho H et al. Cytokine-induced alterations of gastrointestinal motility in gastrointestinal

disorders. *World Journal of Gastrointestinal Pathophysiology.* 2011;2(5):72-81.
https://www.ncbi.nlm.nih.gov/pmc/articles/PMC3196622/

- Vantrappen G et al. The Interdigestive Motor Complex of Normal Subjects and Patients with Bacterial Overgrowth of the Small Intestine. *Journal of Clinical Investigation.* 1977;59(6):1158-1166.
https://www.ncbi.nlm.nih.gov/pmc/articles/PMC372329/

- Jacobs C et al. Dysmotility and PPI use are independent risk factors for small intestinal bacterial and/or fungal overgrowth. *Alimentary pharmacology & therapeutics.* 2013;37(11):1103-1111.
https://www.ncbi.nlm.nih.gov/pmc/articles/PMC3764612/

- Miyano Y et al. The Role of the Vagus Nerve in the Migrating Motor Complex and Ghrelin- and Motilin-Induced Gastric Contraction in Suncus. Covasa M, ed. *PLoS ONE.* 2013;8(5):e64777.
https://www.ncbi.nlm.nih.gov/pmc/articles/PMC3665597/

Ácido Propiónico e Autismo:

- El-Ansary AK et al. Etiology of autistic features: the persisting neurotoxic effects of propionic acid. *Journal of Neuroinflammation.* 2012;9:74.
https://www.ncbi.nlm.nih.gov/pubmed/22531301

- McFabe DF et al. Neurobiological effects of intraventricular propionic acid in rats possible role of short chain fatty acids on the pathogenesis and characteristics of autism spectrum disorders. *Behav Brain Res.* 2007. Jan 10:176(1);149-69.
https://www.ncbi.nlm.nih.gov/pubmed/16950524

- Xiong X, Liu D, Wang Y, Zeng T, Peng Y. Urinary 3-(3-Hydroxyphenyl)-3-hydroxypropionic Acid, 3-

Hydroxyphenylacetic Acid, and 3-Hydroxyhippuric Acid Are Elevated in Children with Autism Spectrum Disorders. *BioMed Research International*. 2016. https://www.ncbi.nlm.nih.gov/pmc/articles/PMC4829699/
- MacFabe DF. Short-chain fatty acid fermentation products of the gut microbiome: implications in autism spectrum disorders. *Microbial Ecology in Health and Disease.* 2012;23:10. https://www.ncbi.nlm.nih.gov/pubmed/23990817

Rifaximina:

- Ponziani FR et al. Eubiotic properties of rifaximin: Disruption of the traditional concepts in gut microbiota modulation. *World Journal of Gastroenterology.* 2017;23(25):4491-4499. https://www.ncbi.nlm.nih.gov/pmc/articles/PMC3747729/
- Gao, J et al. Rifaximin, gut microbes and mucosal inflammation: unraveling a complex relationship. Gut Microbes. 2014 Jul 1;5(4):571-5. https://www.ncbi.nlm.nih.gov/pubmed/25244596
- Yao CK. The clinical value of breath hydrogen testing. *J Gastroenterologists Hepatol.* 2017 Mar;32 Suppl 1:20-22. https://www.ncbi.nlm.nih.gov/pubmed/28244675
- Ghoshal UC et al. Utility of hydrogen breath tests in diagnosis of small intestinal bacterial overgrowth in malabsorption syndrome and its relationship with orocecal transit time. *Indian J Gastroenterol.* 2006 Jan-Feb;25(1):6-10. https://www.ncbi.nlm.nih.gov/pmc/articles/PMC4175689/
- Muniyappa P et al. Use and safety of rifaximin in children with inflammatory bowel disease. *J Pediatricians Gastroenterol Nutr.* 2009 Oct;49(4):400-4. https://www.ncbi.nlm.nih.gov/pubmed/19668011

- Pimentel M, Cash BD, Lembo A, Wolf RA, Israel RJ, Schoenfeld P. Repeat Rifaximin for Irritable Bowel Syndrome: No Clinically Significant Changes in Stool Microbial Antibiotic Sensitivity. *Digestive Diseases and Sciences*. 2017;62(9):2455-2463. https://www.ncbi.nlm.nih.gov/pmc/articles/PMC5561162/

PROJETOS EM DESENVOLVIMENTO

- The Nemechek Protocol^{TM} - A Guide for Recovery from Adult Cumulative Brain Injuries
- The Autonomic Advantage^{TM} Brain Injury Recovery Program for Athletes
- The Nemechek Protocol^{TM} Practitioner Certification Program
- The Autonomic Advantage^{TM} Training Course for Autonomic Assessment, Interpretation and Clinical Management
- The Nemechek Protocol^{TM} Monitoring App

Para mais informações sobre certificações e licenciamentos:
Info@AutonomicMed.com

Additional Resources:
AutonomicMed.com
AutonomicRecovery.com
AutonomicRecovery.shop
Twitter @ConcussionFixer
https://www.youtube.com/user/pnemechek